李东芳
临床经验集

主　编　李东芳

副主编　贾丽丽　朱俊峰

编　委　陈艳艳　刘　燚　陈　新

　　　　卫向阳　王慧芳　左林伟

策　划　王赵虎

全国百佳图书出版单位
中国中医药出版社
·北 京·

图书在版编目（CIP）数据

李东芳临床经验集 / 李东芳主编 . —北京：中国
中医药出版社，2021.6
ISBN 978-7-5132-6930-8

Ⅰ . ①李… Ⅱ . ①李… Ⅲ . ①中医临床—经验—中国—
现代 Ⅳ . ① R249.7

中国版本图书馆 CIP 数据核字（2021）第 067562 号

中国中医药出版社出版

北京经济技术开发区科创十三街 31 号院二区 8 号楼
邮政编码 100176
传真 010-64405721
保定市西城胶印有限公司印刷
各地新华书店经销

开本 880×1230 1/32 印张 7.25 彩插 0.25 字数 167 千字
2021 年 6 月第 1 版 2021 年 6 月第 1 次印刷
书号 ISBN 978-7-5132-6930-8

定价 39.00 元
网址 www.cptcm.com

社 长 热 线 010-64405720
购 书 热 线 010-89535836
维 权 打 假 010-64405753

微信服务号 zgzyycbs
微商城网址 https://kdt.im/LIdUGr
官 方 微 博 http://e.weibo.com/cptcm
天猫旗舰店网址 https://zgzyycbs.tmall.com

如有印装质量问题请与本社出版部联系（010-64405510）
版权专有 侵权必究

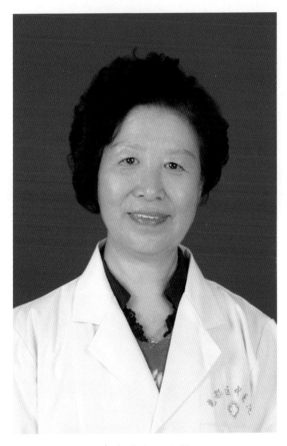

李东芳主任近影

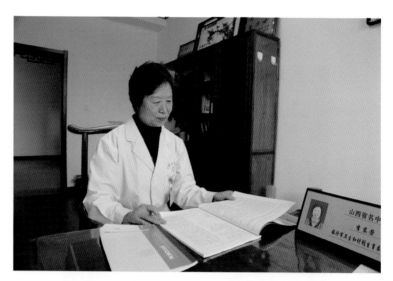

李东芳主任在认真学习

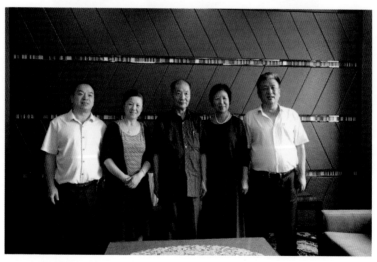

李东芳主任与崔硕老师（中）、王银花书记（左二）、
王赵虎院长（右一）、许兴旺副院长（左一）合影

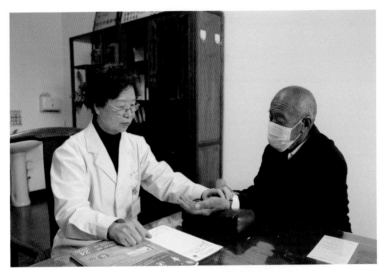

李东芳主任在认真诊脉

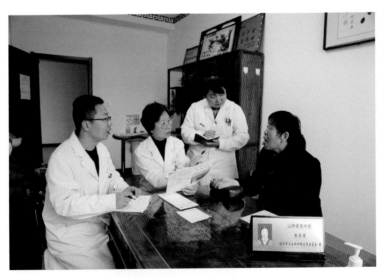

李东芳主任在问病情

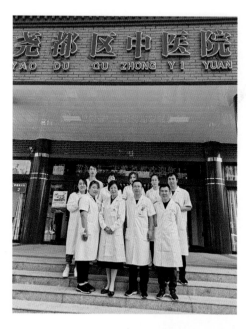

李东芳名医工作室
团队（一）

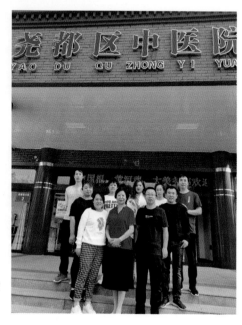

李东芳名医工作室
团队（二）

序　言

习近平总书记在全国中医药大会上对中医药工作做出重要指示，强调"要遵循中医药发展规律，传承精华，守正创新""推动中医药事业和产业高质量发展"。国务院中医药工作部际联席会议办公室印发《中共中央、国务院关于促进中医药传承创新发展的意见》，大幅度对中医药行业予以扶持，体现了党和国家促进中医药健康发展的决心，中医药行业进入高速发展的快车道。

传承是中医药的命脉，传承的过程也是在寻找"有缘人"的过程。中医药人才培养，历来强调"厚基础、重传承"，培养中医药人才，既是学习知识技艺的过程，也是继承优秀传统文化的过程，离不开时间投入和定力锤炼。习诵经典、精通医理，亦非一时一日之功，既需要跟师临证、培养中医思维、提升技能，又需日积月累、习练揣摩，更要把大医精诚、医者仁心的中医精神发扬光大。只有传承，才能使岐黄基因薪火相传，才能使这一国之瑰宝为建设健康中国、增进人民健康福祉做出新的贡献。创新是中医药的活力源泉，是中医药得以生生不息的关键所在。对疑难杂症，中医药往往守正出奇，这主要在于中医药因时、因地、因人不断变化创新。守住"中医药发展规律"这个"正"，才能在中医思维指导下进行创新。只有在"创"上下功夫，解决好"新"这个关键，在新形势下创理论之新、技术之新、方法之新、方药之新，才能真正做到"传承不泥古、创新不离宗"，让这一中华民族古老文明的精华重新焕发光彩。中医药只有发展，才能保持旺盛的生命力，实现其宝贵价值。中医药的发展在于人，在于中医，更在于中医人的自信。一方面要注重吸收现代科学技术，努力实现中医药现代化、产业化，另一方面要推动中西医结合，促进中医药事业和产业高质量发展，让中医药为人类健康做出更多的奉献。

全国基层名老中医药专家临汾市尧都区中医院李东芳主任，是我市、区名老中医之一，是经验丰富、医德高尚的老专家，对脾胃病、呼吸病、心脑血管疾病、肾病等都有较深的研究，受到患者的好评。她将四十余年的临床心得、经验及特殊用药验方编撰成册，整理成书，对于其本人、传承人及后学者都大有裨益。对于提高我区中医药的传承、创新、发展起到了引领作用，既有利于我区的中医药文化推广，又可以增强我区的中医药品牌效应。

当前，中医药振兴发展迎来了天时、地利、人和的好时机，传承精华，守正创新，大力推动中医药人才培养，才能把中医药这一祖先留给我们的宝贵财富继承好、发展好、利用好，为建设健康中国，实现中国梦谱写新的篇章。

临汾市尧都区副区长 马跟云

2020 年 1 月

以芳华济世 以匠心行医

——记山西省名中医、尧都区中医院内科主任李东芳

对于中医的痴迷，李东芳从未变过。在李东芳家中，中医经典是她每日精读的书籍，遇见疑难杂症，更要反复研读，在一次次寻根溯源中守正出奇，攻克难关。

在李东芳办公桌上，《中医杂志》是她工作之余获取经方创新的灵感来源。每每遇见新方，李东芳总会结合"三因"大胆尝试、小心用药，也造就了她胆大心细、行方智圆的治疗思路。患者一张张挂号票据，李东芳都用线穿起来，记录每一位患者用药后的效果和复诊患者的药方，用于临床总结。日益增厚的处方，成为她从医路上最美的注脚。

2017年，李东芳被评为"山西省名中医"，同年启动全国基层名中医李东芳传承工作室，帮助医院培养年轻医生。作为师者，李东芳将自己毕生所学倾囊相授，以言传身教为学生树立榜样。

永无止境的求知欲

1959年，李东芳出生在乡宁县，因体弱多病，便成了医院里的"常客"。六岁那年，当地一位有名望的老中医给她开出了五剂方子，让她摆脱了多年的孱弱，懵懂的李东芳体会到了中医之"妙"。后来，一位中医以不花钱的"人中白"入药，

使李东芳弟弟四处求医而不得治的流鼻血之症得以痊愈，中医偏方出"奇"效，让李东芳至今难忘。到了懂事的年龄，李东芳母亲深受眼疾折磨，去西安、太原求医仍未能得治，只能每天拿黑布蒙眼，后经一名中医救治月余竟好了，中医之"神"，让李东芳心生仰慕。高中时代，李东芳亲眼目睹因"乙脑"后遗症瘫痪在床的表舅，在中医王忠礼的医治下神奇般康复，中医之"精"，在李东芳心中深深扎下了根。

1978 年，国家出台文件，要从各地特招一批中医学徒。正在全力备战高考的李东芳，毅然放弃高考，报考"中医学徒"，开始了她的"中医梦"。

如愿上了山西省中医学徒班后，李东芳终于见识到了中医文化的博大精深。她不愿辜负每寸光阴，白天在课堂上认真听讲，晚上的路灯下、被窝里的手电筒下，无不是她学习的乐园。

次年，李东芳拜师我市擅长用经方治疗各种疑难杂症的名中医傅云江，老师几味草药化病患于无形的精湛医术，更加激起了李东芳学好中医的兴趣。老师要求李东芳熟读名著，事实上李东芳也是嗜书之人，读书的日子，时光倏然划过，春夏秋冬变得踪迹模糊，对于她来说却是无与伦比的幸福。

毕业之前李东芳便开始随师襄诊，渐成师傅的得力助手。1982 年，李东芳开始独立接诊，实践的日子越长，她对中医的了解越深。在她看来，中西医合璧，可以优势互补，医学是不断发展的，中医学也应该吸取现代科学技术和手段，以提高医学疗效。所以，她不但进修西医，还经常与西医医生切磋诊治疾病的心得。

"谋人类之健全，必要博采众方。"心怀破解更多疑难杂症的梦想，48 岁的李东芳不辞艰辛，奔赴洛阳市拜五世名老中医崔硕为师，学习攻研心脑血管、中风偏瘫、肾病综合征、哮喘、肿瘤等疑难杂症。

精益求精的济世志

"术不熟则理不明，理不明则识不精。"岁岁年年，朝朝暮暮。四十年里，李东芳下班后总是如饥似渴地学习一本本中医古典，始终甘之如饴。博览群书给李东芳带来更开阔的视野。

四十载从医经验，李东芳习得两位名师的学术积淀，身集三人的技术理论，总结出了一套防病、治病、攻坚疑难杂症的临床经验，形成了一套独特的理论体系。李东芳不断攻破内、外、妇、儿科的各种疑难杂症，对呼吸系统疾病、胃肠道疾病、心脑血管疾病、肾病，特别是哮喘、胃溃疡、结肠炎、中风后遗症、慢性肾炎的治疗有独到之处，并对妇科月经不调、带下病、功能性子宫出血等疾病及对肿瘤的调理有得心应手的治疗方案。她以崇高的医德和精湛的医术为无数饱受疾病折磨的患者解除了病痛，很多患者慕名而来。

2018 年 10 月 11 日，李东芳接诊了一位"宫颈癌"术后漏尿的患者。该患者因术后伤口破损，引发漏尿，病情较重，必须插尿管，奔波多地寻求治疗，均无法补"漏"。经多方打听，慕名找到李东芳。望闻问切，每一次接诊李东芳都清楚细致。"问得详细，诊得仔细，才能真的看好病。"问诊中患者的每一个细节李东芳都不放过。"急则治其标，缓则治其本。"患者久病气血津虚，李东芳参西衷中，精准辨证，以简洁有效的组方，历时四个月，让患者托里生肌，漏尿消失，恢复体力劳动。

近年来，李东芳不断在"创"上下功夫，着重研究萎缩性胃炎、肾病综合征、尿毒症、哮喘、肿瘤、不孕症等疑难杂症，并颇有成效。

感同身受的同理心

李东芳常说，作为一名医生，无论医学多发达，社会多进步，都不能有半分浮华，要永葆一颗仁心。多年来，李东芳在保证辨证论治、疗效显著的前提下，用药量轻，药味少，药精不杂，却丝丝入扣。宽容，谦和，每次李东芳接诊，都视患者如初诊，悉心诊病，耐心解答。

心情抑郁，精神恍惚，欲卧不能卧，欲行不能行，时而双泪俱下，时而有轻生的念头……2006年，李东芳接诊了一位"郁证"的女子。李东芳四诊合参并认真辨证论治，调治月余，病情却时好时差。中医认为七情可致病，亦可治病，以情治情才至关重要。"药补不如心调，心灵的抚慰才是最好的良药。"顿时醒悟的李东芳，主动约患者在人少的下午来诊，耐心地引导其诉出心中的不快之事，静静地倾听她的痛楚。患者倾诉，丈夫不善言语，又常年奔波在外，二人缺少沟通，敏感的妻子经常胡思乱想，最终忧思成疾。"男人在外忙事业也是为了这个家能过得更好，你要体谅丈夫的辛苦，也要有自己兴趣……"经过多次劝解，患者的心情稍稍平稳。解铃人还需系铃人，心病解，百病才能消。后来，李东芳想办法约到患者丈夫，告诉他妻子病情反复根源在于缺乏安全感，必须得到他的配合。阴雨虽让人伤神，但总有云开月明的时候。李东芳为夫妻二人搭起了沟通的桥梁，误会尽解。经过患者丈夫的积极配合加以药物调理，患者很快痊愈。

李东芳总是这样跟患者站在一起，同喜同悲。

从医四十年，李东芳以锲而不舍的精神，发奋努力、攻克疑难，以一颗济世之心继承中医、发展中医。从中医的种子在心中萌芽，到创建自己的理论体系，让更多百姓受益。李东芳没有辜负一名中医传承人的使命，对中青年医师的"传帮带"累计达四百余人，以自己的点点星火照亮着中医传承、创新之路。如今，她将四十余年的心得经验、独到见解及特殊用药编撰成册，整理成《李东芳临床经验集》一书，望能帮助到更多的人。

闫晏宏

2021 年 3 月 16 日

目　录

第一章　学术思想

在诊病的过程中，我坚持西医辨病，中医辨证，中西医结合的原则。西医擅长辨病，注重机体组织、器官、局部器质性的病理变化，中医擅长辨证，注重疾病发生和演变过程中某一阶段的机体整体变化；西医借助各种现代化的仪器对疾病进行微观探索，中医则运用阴阳五行、天人合一、脏腑辨证、六经辨证等对疾病进行抽象综合和宏观的观察；前者重在诊断明确，后者重在辨证论治，常常出现同病异治、异病同治的灵活多变的治疗方法。二者有机的结合，才能提高临床疗效。我认为中医辨证为纲，西医辨病为目，纲举目张，准确辨证，合理组方，才能同时解决人体各系统出现的紊乱无章的症状。

一些疾病无明显症状，而化验检查异常，还有一些疾病，全身症状繁多，而化验、检查正常，只有明确诊断，做到心中有数，才能更深刻地认识疾病，宏观辨证，不耽误病情，从而有效治疗疾病。

西医虽然医疗设备先进，诊断明确，但对部分疾病的治疗副作用较大，我认为应该首选中医中药进行治疗，中药副作用相对较少，并可做到无病防病、有病防变的目的。下面就将我多年积累的中医临床思维模式做个介绍。

一、土者生万物，重视调养脾胃

脾胃属土，位于中焦，为水谷之海，气血生化之源，同时它是全身气机升降的枢纽，是维持人体生命活动的重要器官。

《素问·经脉别论》云："饮入于胃，游溢精气，上输于脾，脾气散精，上归于肺，通调水道，下输膀胱，水精四布，五经并行，合于四时五脏阴阳，揆度以为常也。"水饮入胃后，经过胃的消化，其中的精气浮游涌溢，输注于脾，通过脾气布散水精的作用，一部分水液布散于全身，一部分水液上输于肺。肺通过宣发，将津液布散于上部和周身皮毛；通过肃降，把津液输于肾、膀胱及下部。这样就使水精布散于周身，流注于五脏经脉，并随着四时气候、五脏阴阳的变化，做出相应的调节，这就是津液的生成、输布和排泄过程。从中可以看出，饮入胃后，脾的散精作用和肺的通调功能极为重要，可以影响整个水液代谢。

金代李杲著《脾胃论》，认为脾胃在人体生理活动中最为重要，提出"内伤脾胃，百病由生"的主张，并创立了升阳益胃汤、补中益气汤、半夏白术天麻汤、异功汤等临床常用名方。

明代张景岳言："脾属土，土是万物之本，故运行水谷，化津液，以灌溉于肝心肺肾四脏者也。""擅治脾者，能调五脏，即所以治脾胃也。能治脾胃，而使食进脾强，所以安五脏也。"

明代万全《幼科发挥》中言："脾胃壮实，四肢安宁，脾胃虚弱，百病蜂起，故调理脾胃者，医者之王道也。"

以上可见脾胃在五脏中的重要地位，是机体的重要枢纽，承载着升清降浊、运化全身气血的重任。在临床工作中，我常常固护脾胃，特别是在慢性、虚损性疾病的诊疗过程中须时时固护脾胃，常用的方剂有四君子汤类方、温胆汤、升阳益胃汤、补中益气汤、资生汤等，切忌苦寒或者进大剂腻补。同时主张用药以清灵为主，即使在使用补益药时，也往往加入陈皮、砂仁、木香等灵动之品，以助运化，更能有益于补益药的吸收。以下介绍我常用的补脾调胃之法。

1. 常用补脾九法

（1）助运：饮食入胃，脾主运化，助胃消化食物和输布精微。如脾气虚弱，不能健运，可出现消化呆滞，纳减腹胀，肠鸣泄泻，脉濡弱，苔白腻等消化功能低下症状；久则眩晕倦怠，面色萎黄。治疗时应先健脾助运，使纳运正常。常用方如异功散、参苓白术散等。

（2）建中：脾胃为气血生化之源，是中气的重要组成部分，有温煦全身各脏腑的功能，有胃气则生，无胃气则亡。凡虚损性、虚劳性疾病、疑难杂病病机较复杂时，应时时刻刻健脾护胃，即建中气，使中气一振以发动全身各脏功能，即使其病情复杂，也能向好的方向发展。常用方如小建中汤、黄芪建中汤、归芍理中汤等。

（3）益气养血：气血亏虚多见少食懒言，面色㿠白，头昏，心悸，气短等症状。治疗时必先补脾以补气生血，方能收效较易。常用方如归脾汤、资生丸。

（4）止血：脾统血，凡慢性漏血、皮下渗血等多由脾不统血，令血无力循经运行所致，补脾即能统血以止血。常用方如当归补血汤、归脾汤、固本止崩汤、固冲汤等。

（5）摄液：脾虚则津液统摄失调，出现多尿多汗多涎，使津液不能敷布百骸，引起糖尿、尿崩、植物性神经紊乱多汗等症。补脾则可升津摄液，调整体液平衡。常用方如玉屏风散、无比山药丸、缩泉丸。

（6）举陷：脾气主升。脾的功能健旺，可支持各脏功能正常。脾失健运则各脏功能衰退而致弛堕或脱垂，如胃下垂、久泻脱肛、肾下垂、眼皮下垂、子宫下垂等。中医辨证认为以上均属中气下陷，宜用补脾法升举中气，治疗时当用补中益气汤，重用黄芪、枳壳。

（7）消肿：脾土健运，自能促进体内水液的运化和排泄，稳定体内水液的平衡。如果外湿伤脾，或病久伤脾，则脾失健运，导致水湿停滞，发为肿满。用健脾利湿之药，则肿满易消。常用方如五苓散、五皮饮，由湿热引起者用五苓散加茵陈、黄芩。

（8）化痰：各脏器慢性炎症分泌物，量少而稠者为痰，量多而稀者为饮。痰饮病均需求治于脾，因脾为生痰之源，故健脾可除痰。常用方如六君子汤、二陈汤、半夏白术天麻汤、苓桂术甘汤等。

（9）生肌：脾主肌肉，脾虚不能吸收营养则不长肌肉。内外溃疡久不愈合，亦由脾胃中气亏虚所致。补脾旺其中气，则肌肤易丰满，溃疡易愈合。常用方如内补黄芪汤、托里消毒散等。

2. 常用治胃八法

中医治胃病，当辨证选方遣药，时时顾护胃气，有胃气则生、无胃气则亡，我在临床工作中总结了八条调胃之法则，临床应用效佳。

（1）消食和胃法：症见脘腹胀满、嗳腐吞酸、厌食、大便不爽，苔垢腻，脉滑。此为食积不化，辨证为食积，代表方为保和丸。

（2）清上温中法：适于上焦有热、中焦有寒之证。症见心下痞，但满而不痛，泛酸、嘈杂、食凉加重，嗳气纳呆；或呕吐伴有口疮、牙痛、咽痛等；或肠鸣下利，舌苔腻而微黄，脉弦细数者。临床常用于治疗急慢性胃肠炎、慢性结肠炎属于寒热错杂者。常用代表方为半夏泻心汤。

（3）疏肝和胃法：症见脘腹胀满引两胁，呕恶便溏，肢体酸软重痛，头昏目眩，纳呆，舌淡红，苔薄白或厚腻，脉濡缓。此为脾胃气滞，宜行气和胃、燥湿健脾，代表方为柴平汤。

（4）温中和胃法：症见久病气虚里寒，面黄体瘦，腹中拘急，喜温喜按，食少便溏，四肢倦怠，少气懒言，舌淡苔薄，脉弱。此为脾胃虚寒证，应温养脾胃、缓急止痛，代表方为黄芪建中汤、大建中汤等。

（5）理气化痰，养阴和胃法：症见吞咽食物噎膈不顺，或食入反出，或胃脘胀痛，伴呃逆、嘈杂、口干、形体消瘦，大便略干，舌红少苔，脉弦细数。辨证为阴虚精亏、痰气交阻证，治疗以理气化痰、养阴和胃为主，代表方为加味启膈散。

（6）养阴和胃法：症见口燥、唇焦，胃脘疼痛，肠中燥涩，舌红少苔，脉细数。辨证为胃阴不足，宜养阴和胃，常用代表方为益胃汤、沙参麦冬汤等。

（7）温中和胃法：因过食生冷，过用寒凉，或长期患病，或年老体衰而致。症见时常腹中冷痛、呕恶时作，喜温，食欲不振，口不渴，舌淡苔白，脉迟或缓。此为脾胃虚寒，宜温中和胃，常用自拟三姜汤。

（8）祛痰和胃法：症见咳嗽痰多，恶心呕吐，头眩心悸，肢体困倦，苔白滑而腻，脉濡缓。辨证为痰湿中阻，宜祛痰和胃，常用二陈汤、温胆汤、半夏白术天麻汤等。

二、常用风药、理气药、活血药调理脾胃

1. 常用风药调理脾胃

风药是具有类似风特性的药物，大多具有升清、疏散、透达的功效。风药相关理论的提出最早见于张元素《医学启源》，将药味之薄者归为"风升生"一类。随后李东垣在此基础上加以发挥，在《兰室秘藏·头痛门》中言："味之薄者，诸风药是也，此助春夏之升浮者也。"首次提出"风药"这一概念，并在《脾胃论》中言："诸风药升发阳气，以滋肝胆之用，是令阳气生。"后风药理论被医家广泛接受，其内涵不断演变。现代研究者普遍认为风药是指能够治疗内风或者外风证的药物。

李东垣在治疗脾胃病时多加用风药，引脾气轻清上达诸经。后世又在此基础上加以扩展，把祛风解表、祛风除湿、息风止痉之类的药均归为风药。风药的作用不仅局限于疏风和解表，临床上在治疗脾胃病时若酌加风药亦可以收到事半功倍的效果。

风药，如柴胡、升麻、防风、葛根、桂枝、羌活、白芷、薄荷、荷叶等气味辛薄，药性升浮，具有发散表邪、宣通表气、治疗表证的作用，多用于治疗外感风邪之表证。另外因为风药具有辛散之力，可发挥醒脾散滞、疏肝解郁、升阳除湿、升阳举陷之功效，临床用于治疗脾胃病时，疗效明显。

（1）疏肝理气健脾：肝属木，其性条达而主疏泄，人身气血全赖肝气疏泄，方能和调舒畅。如肝气怫郁，失于条达，则气机阻滞，气血失和，诸证丛生。"春升之气"是肝胆功能正常的体现。《脾胃论》亦云："胆者，少阳春升之气，春气升则万物安，故胆气春升则余脏从之，不升飧泄肠澼不一而起矣。"李东垣认为脾胃升清降浊功能的正常与否，取决于胆是

否疏达。而肝胆的疏达，可通过运用风药的升提疏散作用来实现，这与常用理气药物（如木香、陈皮等）的疏肝作用不尽相同。《脾胃论·脾胃胜衰论》云："肝木妄行，胸胁满痛，口苦、舌干，往来寒热而呕，多怒，四肢满闭……柴胡、防风、芍药、肉桂、羌活、独活、黄柏、升麻、藁本、川芎、细辛、蔓荆子、白芷、石膏、知母、滑石。"东垣于此所用风药独多，以治肝木克土之证，亦取风药作疏肝理气之用。《素问·脏气法时论》亦云："肝欲散，急食辛以散之。"祛风之药，其味多辛，其性疏散，可疏肝理气，助脾健运。临床多选用防风、柴胡、薄荷之类。肝为风木之脏，主疏泄而上行。风药与其相类，可入肝经，疏泄气机，升发阳气，助肝胆之用，如薄荷、防风、羌活、川芎等风药皆可作疏肝药使用。肝木抑郁、失于疏泄诸证，皆应疏之理之，务使气机条畅，血气冲和，常以柴胡疏肝散、逍遥散主之。但是，如果于疏理剂中适当佐以风药，则可助肝木条顺，气血畅达，而增强方药的疏肝解郁功能。此因风药发散通达，有条达疏木之效，与肝木疏泄之性相投，正取"木郁达之""结者散之"之意。此外祛风之药，其疏散之性又可使气机条达，有助止痛。如治肝郁脾虚泄泻著名的代表方剂——痛泻要方，其妙在重用防风，取其既能疏肝，又能升清，还可助芍药柔肝缓急止痛之用，使肝气得舒，气机畅达，痛泻自止。另外如逍遥散之柴胡、薄荷，越鞠丸、酸枣仁汤之川芎等，皆取风药以疏肝理气之用。比较而言，理气药物只疏不升，而用风药疏肝，则更强调以风药的升发作用启发肝胆的春升作用，而这正是肝胆功能的根本所在。配用风药疏肝，并通过治肝而达到治脾的目的。临床上对于肝木妄行、横克脾土者，用风药疏散之性，疏理肝气、抑肝扶脾，从而使肝气畅达，脾胃升降之气调和，升者自升，降者自降，气机条畅，血气冲和而病愈也。

（2）升阳举陷：脾虚失运，中气下陷所致的疾病很多。"陷者举之"，治疗此类病证当在健脾的基础上配用升阳举陷的药物，只有脾气升发，谷气上升，才能使元气充沛，脏腑强健，机体充满生机活力。若脾气不升，谷气下流，则可使元气匮乏消沉，清阳下陷，脏器下垂，机体失去生机活力。故而李东垣在治病配方时非常重视脾胃清阳的升发。如其创立的补中益气汤，一方面选用黄芪、人参、白术、炙甘草等甘温之品以补中益气，另一方面用升麻、柴胡升提之品以升举清阳，开创了以甘温补气药与升举清阳药同用治疗中气下陷病证之先河。因风药轻清上行，故升阳药又以风药为主。《医方考》认为防风味辛而气清，升药也，故可以升阳。可见，防风既可用于湿浊中阻、浊气不降之实证，亦可用于气虚不升、脾被湿困之虚证。李东垣所拟补中益气汤、调中益气汤、升阳散火汤等升阳益气诸方中，常以防风、升麻、柴胡、羌活、独活等风药"以引元气之升"，治清阳下陷之证。我在临床治疗泄泻初期兼有表证及湿盛或脾虚下陷时，均配伍风药，这样才能取得良好的疗效。升麻、柴胡、防风、羌活之类风药不仅可以疏表，更重要的是具有升阳除湿、升提中气之功，取其下者举之、风能胜湿之义。目前临床多用升麻、柴胡升举清阳之气。对脾胃气虚、升降失司、清阳不升之证，临床见欲食不香，脘腹痞胀，大便泄泻，舌苔厚腻等。常用柴胡、升麻、羌活、独活、防风等散风药，升清阳而鼓舞胃气上行。用后常可使舌苔变薄，胃纳转佳，胃胀得消，大便得止。

（3）升阳除湿：李东垣认为脾胃内伤后，功能虚衰，阳气不能上行，浊阴反有过盛，水谷不能化生精微而被人体利用，反而滋生湿浊，湿胜之病便随之丛生。表现在消化系统疾病中，常出现脾气下陷、脾被湿困之证。李东垣十分重视脾虚生湿证的治疗，曾创立"升阳除湿"法以治疗此类病证，东垣遵《内经》之旨，首创升阳除湿汤治疗泄泻，以升举脾胃之阳气，这一治法对后世影响颇深。赵献可强调了风药升腾阳气能祛湿邪的作用，对《内经》"风能胜湿"的治则，又从临床实践上有了新的补充。我在临床中多用升阳除湿汤、升阳益胃汤、升阳汤等，治疗溃疡性结肠炎、慢性结肠炎、克隆病、肠结核等见腹痛伴腹泻，糊状粪便，伴有神疲乏力，消瘦，肛门坠胀，苔薄白，脉细之证，临床疗效显著。

（4）发散郁火：饮食劳倦，情志失常，损伤脾胃，气机升降失常，则火壅于中而化生郁火。治疗此火，应补益脾胃，复其升降，因势利导，引郁火随脾胃升降而散之。如治脾胃伏火的泻黄散，方中虽以石膏、山栀清泻脾胃之积热为主药，然脾胃既有郁热，则宜升发其火，方中风药防风即为此而设。防风辛散，能疏肝脾中伏火，与石膏、山栀、藿香、甘草共凑泻脾胃伏火之效。又如治疗脾胃阳气受抑的诸脏火郁证的升阳散火汤，采用柴胡发少阳之火，升麻、葛根发阳明之火，羌活发太阳之火，独活发少阴之火，诸药合用就能起到风药畅通三焦发越郁热之效。其他如补脾胃泻阴火升阳汤、升阳散火汤、火郁汤、柴胡升麻汤等，虽病机各有不同，但均用柴胡、升麻、葛根、防风、羌活等发散郁火。

风药在脾胃病证治中可以发挥以上功效，由于脾胃病病机是复杂的，又常相互兼夹为病，因此，风药的应用显得更为重要，也应更恰当。风药用于脾胃病证治，可以发挥多方面的作用，适合于脾胃受寒、湿浊或湿热困阻中焦、实热壅滞、中焦气滞、脾胃气虚、中气下陷、中阳不振所致的多种病证，应用得当，其效俱佳。临床应用风药，或以为主，或以为辅，灵活通变，辨证使用，常有桴鼓相应之效。但应注意，风药辛香，多属辛燥之品，因此，胃阴不足证确非其所宜。而且，临床应用，药味不宜多，用量不宜过，且要注意配伍佐制，以免过燥伤阴，变生他证。

2. 常用理气药调理脾胃

理气药主要用于治疗气滞引起的胸腹胀满疼痛等证候。又称行气药。多辛、苦，性温，气味芳香，具有理气健脾、疏肝解郁、行气止痛、破气散结等功效，主要用于脾胃气滞、肝气郁滞、肺气壅滞等所致的病症。我在临床中擅用理气药来调理脾胃。

（1）理脾和胃药：主要用于饮食不节，或思虑过度，劳伤心脾，致使脾胃气滞，升降失常，气机紊乱而出现脘腹痞满胀痛，嗳气吞酸，恶心呕吐，不思饮食，大便秘结，或泻痢不爽、里急后重等脾胃气滞的病证。常用的理脾和胃药有橘皮、枳实、枳壳、木香、沉香、降香、檀香、柿蒂、厚朴、大腹皮等。

（2）疏肝和胃药：主要用于情志不遂，肝气横逆，胃失和降，肝胃气滞，胸胁胃脘攻冲作痛，恶心呕吐，嘈杂吞酸，不思饮食，苔黄脉弦等证。常用的疏肝和胃药有柴胡、佛手、香橼、木香、玫瑰花等。常用理气健脾的方剂有小柴胡汤、逍遥散、柴平汤、柴胡疏肝散等。在临床工作中，在辨证论治的同时，须时时固护脾胃，使得气血生化源源不断，给予机体无尽的动力基础，以抵御外邪的入侵和防止疾病的传变。

3. 用活血药调理脾胃

常用的活血药有三棱、莪术、丹参、川芎等。调理脾胃加用活血药原因主要有二：一者，补脾之药大多会使气机凝滞，妨碍脾胃运化，这类活血药既可开食进胃，行气消滞又善活（破）血，使补而不滞，通而不伤正；二者，在补药之中用之，有瘀者可徐消，无瘀者可以借其流通之力，以行补药之滞，而补药之力愈大。

三棱味苦、辛，性平，入肝、脾经，具有破血、行气、消积、止痛之功效；莪术性温，味辛、苦，功效为行气破血、消积止痛。两药为常伍之药，是治疗瘀血疼痛、癥瘕积聚的要药。张锡纯认为化血之力三棱优于莪术，理气之力莪术优于三棱，故以三棱、莪术相伍，便可达行气化瘀、祛腐生肌之功效。

因饮食不节、嗜好烟酒、情志不遂、久病体弱等所致的胃病，虽发病机制有所不同，但日久必脾胃气虚，升降功能失职，造成胃气阻滞，气结血瘀。故脾胃气虚是慢性胃病的重要病理基础，瘀血是其病理产物，并且二者相互影响。正如叶天士指出："胃病久而屡发必有凝痰聚瘀。"脾胃气虚之血瘀，可因气机失于正常升降致瘀；可因气血化源匮乏，气虚血少，无力推动血行致瘀；可因脾气失于统摄，离经之血滞于体内致瘀。瘀血阻滞反过来又可影响脾胃的升降功能，阻遏气血运行，使机体功能紊乱，加重脾胃气虚。

现代医学研究表明，慢性胃病的病变基础是胃黏膜充血水肿，黏膜变薄、粗糙不平或隆起结节，进而导致胃的消化功能减弱而致病。在慢性胃病治疗中，活血化瘀药物的应用，确能改善病变黏膜血液循环，阻断各种导致瘀血病变的病理环节，从而改善病变局部的缺血、缺氧和代谢障碍，使病变组织的神经体液调节、胃肠激素分泌、免疫功能和新陈代谢恢复正常，促进炎症吸收，溃疡愈合，萎缩及增生等病变恢复正常。作为活血化瘀之峻药，三棱、莪术少量应用可以开胃进食，中量可以行气消滞，大量可以破血消积。历代医书多有关于三棱、莪术治疗胃病的记述，如《医学启源》谓三棱"主心膈痛，饮食不消，破气"；《日华子本草》谓三棱治"心腹痛"；《本草备要》中提到"莪术，消瘀通经，开胃化食"，"治心腹诸痛，冷气吐酸"；张锡纯认为二药"性皆温通……其行气之力，又能治心腹疼痛，胁下胀痛"，"若与参、术、芪诸药并用，大能开胃进食"，并进一步指出："若治陡然腹胁疼痛，由于气血凝滞者，可单用三棱、莪术，不必以补药佐之；若治瘀血积久过坚硬者，原非数剂所能愈，必以补药佐之，方能久服无弊。"

现代药理研究表明，三棱可降低全血黏度、红细胞比积和红细胞沉降率，具有抗血小板聚集和抗血栓作用，其饮片中的氯仿、乙酸乙酯、己丁醇提取物有明显的镇痛作用，还能抑制细胞增殖。莪术中含有挥发油，其主要成分为莪术酮、莪术烯、姜素等。姜素有抑制血小板聚积、抗血栓形成的作用，并能兴奋胃肠平滑肌，显著改善胃肠系膜的血液循环，促进溃疡愈合。三棱、莪术均含挥发油，具有健胃、镇痛、抗菌等作用，故适用于治疗胃痛。三棱、莪术配补气之人参、白术、茯苓、甘草健胃助运，可促进胃肠蠕动，排除胃肠积气，同时可加速血液循环，促进炎症消散、吸收，调整胃肠功能，用于胃肠动力降低的病症，可收到事半功倍之效果。

我在临床治疗慢性萎缩性胃炎时，在辨证应用 1～6 号方的基础上，常加三棱、莪术破血消积，丹参、三七活血止血，可起到逆转肠化之作用。慢性胃病是消化系统常见病、多发病，临床治疗有一定的难度。临床辨证中，瘀血症状有时表现不很明显。但从久病入络这一观念入手，有针对性地选用活血祛瘀药，便能瘀血去，新血生，气血流畅，从而有效地阻断瘀血所致的恶性循环，缩短疗程，提高疗效。

三、疑难杂病从肝论治

疑难杂病是指一类病因未明，病机复杂，症状纷繁，治疗较棘手的一大类难辨难治性疾病。涉及的病因有外感六淫、七情内伤、痰饮瘀血等，病机方面可表现出千奇百怪的病症和病理，如气滞血瘀、痰凝、水饮、食积、肝郁、风动、湿毒以及虚实夹杂、寒热转化、损阴动血等。牵涉的部位十分广泛，大到五脏六腑，四肢百骸，小到络脉，无一不及。加之脏腑相传，甚至内脏已病，而外象尚未显露，或形成大实有羸状、至虚有盛候等虚虚实实之假象，造成了疑难杂病病机的复杂性和多变性。

古籍对肝的失调与疾病之间的关系论述颇多，且对肝的失调在疾病发病中的地位相当重视。如"善治肝者，乃治百病"，所以治肝是治病的关键所在。"诸病离不开郁，诸郁离不开肝""气血冲和，万变不生，一有怫郁，诸病生焉"。说明肝气郁结乃是诸多疾病的主要病机。由于"肝木犹龙，变化莫测"，肝主疏泄，调畅气机，肝郁日久，气滞导致痰凝、血瘀，而痰瘀多怪病，所以肝郁致病，病情复杂。且肝经与其他经络、五脏六腑、四肢百骸、皮肤毛窍、筋骨爪甲等均有关系。肝脏有病，极易传变，而表现出错综复杂的症状。此即为肝的失调易致疑难病的原因之所在。

叶天士曰："郁则气滞，气滞久则必化热，热郁则津液耗而不流，升降之机失度，初伤气分，久延血分，延及郁劳沉疴。"说明肝郁日久易致顽疾。对于其治疗又有"肝气郁结乃病理之一，善调肝以治其病，有事半功倍之效，肝病之多皆因气不周流，治疗以顺气为先"的说法，说明治肝应以调气为主。另外，肝风亦是肝之失调的病理之一，也易致疑难病症。肝风内动，形成肝风，"风为百病之长，风善行而数变"等说明肝风亦是多种疾病的病因，且致病具有动摇不定的特点。肝风致病多表现为筋、目和精神异常，多属难治病，笔者认为许多顽疾沉疴都与肝风有关。虽然大多数并不表现出肝风的症状，但在治疗上我们仍可酌加平肝息风之品。大多为虫类药物，具有搜风刮骨之效，张锡纯认为："此类药物通达经络，透达关节之力远甚于它药。"对于顽痰怪病，疗效显著。

我在临床上对一些疑难病如久治不愈的心悸、失眠、头痛、眩晕、久痢久泻、乳房肿块、甚至不孕症等，在辨证论治的基础上，均考虑从肝论治，酌加疏肝解郁、平肝息风之品，疗效甚佳，比单纯的对症治疗效果更好。常用疏肝解郁药有柴胡、青皮、陈皮、郁金、香附、玫瑰花、百合、川楝子、延胡索、莪术、炒麦芽、白芍、乌药、香橼、佛手等。

病案举例

案例 1

毛某，女，65 岁，2017 年 8 月 17 日初诊。

顽固性失眠反复发作十余年，加重 2 周。

曾在多家医院神经内科诊治，诊断为失眠、焦虑抑郁状态，给予安神助神及抗焦虑抑郁的药物治疗 2 年余，效差。现患者精神差，目光呆滞，口唇发暗，每晚仅可睡 2～3 小时，甚至彻夜难眠，心烦易怒，伴腹胀，烧心泛酸，舌暗，苔白腻，脉弦。既往有肠内多发性息肉病史。中医诊断为不寐。辨证为气滞血瘀痰阻证。治当理气化痰，解郁安神。用加味癫狂梦醒汤合半夏泻心汤加减治疗 2 月余，失眠明显好转。并停用了抗焦虑抑郁药。

案例 2

患者王某，男，54 岁，2018 年 10 月 17 日初诊。

大便不成形半年余，加重 1 周。

患者半年前无明显诱因出现大便不成形，甚则完谷不化，日 5 ～ 6 次，每天晨起 5 ～ 6 点如厕。先后就诊于市内多家三甲医院诊断治疗，既往行两次痔疮手术史。诊断为慢性结肠炎，并给予西药治疗，具体不详。效果差，仍大便稀溏，近 1 周加重，每日 6 次，故来我处寻求中医治疗。现症：患者精神较差，全身乏力，腹痛即泻，肛门处重坠有不适及灼热感。舌质淡，舌体胖，苔白腻，脉弦。中医诊断为泄泻。辨证属肝郁脾虚，湿热下注证。治当疏肝健脾，清热利湿。处以加味升阳益胃汤加减一月余，腹泻消失，纳香，体力恢复正常，可以正常劳动。

案例 3

患者，李某，女，70 岁，2019 年 2 月 19 日初诊。

间断右侧头痛 2 月余。

患者于 2019 年 1 月初无明显诱因出现右侧头部剧烈疼痛，以右侧面颊部为甚，痛苦万分，先后就诊于临汾市第一人民医院、临汾市第三人民医院、北京等多家综合性医院，被诊断为"三叉神经痛"，给予口服"卡马西平"及针灸治疗。初期可缓解，数日后疼痛再次加剧，且药物加量亦不能控制，医生建议其手术治疗，患者因惧怕手术，万般无奈下就诊于我科。就诊时患者右侧面颊部疼痛剧烈，呈跳痛，发作不定时，精神紧张、恐惧，不能放松，面部可见大量黄褐斑，舌质暗红，苔黄厚腻，脉弦数，大便干结。既往史：高血压病史 10 余年。西医诊断为三叉神经痛。中医诊断为头痛。辨证属湿热瘀毒，上扰清窍，脉络痹阻。治当清热解毒，行气活血，通络定痛。用加味散偏汤加减。治疗 2 月余，头痛基本消失。

四、久病多痰瘀互阻，重化痰活血

我认为初病在气，久病入血生痰瘀，治疗久病善化痰活血。久病病程较长，迁延不愈，往往引起人体脏腑经络气血的瘀滞，即久病入络。《素问·痹症》有言："病久入深，荣卫之行涩，经络时舒，故不通。"叶天士《临证指南医案》中记载："凡经主气，络主血，久病血瘀，初为气结在经，久则血伤入络。"久病气血阴阳亏虚，无力鼓动血运，血滞于经；或病久气血逆乱，气有一息之不通，则血又一息之不行，气滞则瘀血易生。因津血同源，为水谷所化生，流行于脉内者为血，布散于脉外组织间隙则为津液，通过脏腑气化作用，出入于脉管内外，互为资生转化。在病理状态下，可津凝为痰，血凝为瘀，虽各具征象，但同源异物，故二者有内在的联系，可互为因果，胶着难解。由于痰瘀相伴为患，在具体治疗时善需分清二者先后及主次关系，或是痰瘀并重或痰重于瘀或是瘀大于痰。治痰治瘀虽有主次之别，但痰化则气机调畅，有利于活血，瘀去则脉道通畅，而有助于痰清。用药时应注意，慎用毒猛辛烈之品，中病即止，并须调养五脏，尤其是健脾与疏肝理气并重。气行则血行，有利于气机的畅达，气血的生化。

在临床过程中，我常用益气散瘀化浊汤治疗脑血管后遗症、癫狂梦醒汤治疗顽固性失眠、加味启膈散治疗各种癌症。常常重用活血化瘀、健脾化痰之品。

五、擅用升清降浊法治疗疾病

升清降浊法是在升降理论指导下，运用药物的升降之性，纠正机体升降失常的病理状态，升其清阳，降其浊阴，恢复机体动态平衡，达到治愈疾病的一种治疗方法。

"升"即升散、宣发、透散，"降"即下降、通降、清泄。中医学认为，升降出入是人体生命活动的基础和表现形式。无论是脏腑功能的正常发挥，还是精微物质的代谢输布，皆依赖气机的升降出入及运动有序，从而使机体达到相对的动态平衡。一旦这种运动被破坏，发生升降失常，就会导致疾病，故《素问·六微旨大论》曰："出入废则神机化灭，升降息则气立孤危。故非出入，则无以生长壮老已；非升降，则无以生长化收藏。是以升降出入，无器不有。故器者生化之宇，器散则分之，生化息矣。故无不出入，无不升降，化有小大，期有近远，四者之有而贵常守，反常则灾害至矣。"

升清阳降浊阴是升降运动的主要内容之一，清阳和浊阴皆由水谷在体内化生。其精微物质清轻而升发为清阳，是指对人体活动有益的营养物质。所谓阴浊则是水谷在体内化生的浓稠物质，是指在代谢过程中（或代谢运动的某一阶段）多余的、体内不需要的物质。人体代谢过程中有清有浊，清中有浊，浊中有清，清者上升，浊者下降，升清降浊在体内不断地运动。具体来讲是饮食入于胃，津液由胃、小肠、脾的吸收和转输，上输于肺。肺中之津为清，其清中之清者，经肺的宣发、心脉的运载，布散于皮毛、腠理等组织器官。清中之浊，通过肺气肃降，经三焦水道，下降于肾，归于肾的水液为浊，经肾阳的蒸化，其中浊中之清，复化气上升于肺而布散周身。浊中之浊者下降，注入于膀胱成为尿液排出体外，清阳与浊阴各达其所，升与降自稳而平衡。反之，如果清阳不升，浊阴不降，清浊相干，机体就处于疾病状态，出现"清气在下则生飧泄，浊气在上则生膜胀"。

机体气机之升降有序与上焦的宣发与肃降，中焦脾的升清及胃的和降，下焦膀胱的决渎气化密切相关，故临床中升清降浊法可具体体现在以下方面：

宣肺散表者上升，肃肺通调者为降。邪犯上焦，肺之清肃失司，肺气不宣，津液传输障碍，清阳不升，清窍失去濡养，反被蒙蔽，出现耳聋、鼻塞、头痛等症。治疗宜轻宣肺气，即以轻、苦、微辛之品宣肺透表、宣通气滞（升），肺气宣则表湿化，常用杏仁、桔梗、橘红等药物。同时肺为水之上源，肺气肃降能通调水道，下输膀胱，排除湿浊，若病邪阻滞肺气，则肺不肃降，通调失职而致小便不利，水湿浊阴之邪无由以泄。治疗宜肃降肺气，则能通调水道，下输膀胱，导水湿从小便而去（降），药用杏仁、前胡等，临床中应用清肺饮治疗肺热壅盛之癃闭即为具体体现。

健脾升陷为升，和胃降浊为降。章虚谷说："三焦升降之气，由脾鼓运，中焦和则上下气顺，脾气弱则湿自内生，湿盛而脾不健运，浊壅不行，自觉闷极，虽有热邪，其内湿盛而舌苔不燥。"从中我们可以看出，三焦升降之气以脾胃为枢纽，脾胃升降适度则上下气顺。脾胃受伤，导致脾胃升降失常，出现恶心呕逆、脘腹胀满、肠鸣泄泻等症状，治疗当以健脾益气升陷、调中降逆，其药常用藿香、紫苏、白芷等升清之品和茯苓、通草、薏苡仁、半夏、厚朴等降逆。若脾运失健，则内湿停中，郁久化热，湿热阻中，可见头晕目胀，倦怠乏力，四肢沉重，胸脘痞闷，大便溏滞不爽等症，治疗当苦（降）辛（升）并进，以顺中焦脾胃升降而分解湿热，辛开脾湿，能恢复脾之升清功能，药如半夏、枳实、陈皮、石菖蒲等，而苦泄胃热则能降泄邪热，使邪有出路，常用黄芩、黄连、栀子等苦寒之品，既能清热又能燥湿。我在临床中应用半夏白术天麻汤合泽泻方治疗因脾失健运，水谷不化精微，痰湿中阻之眩晕、耳鸣，应用升阳益胃汤治疗因脾胃气虚，湿郁热生之泄泻等。

淡渗利湿为降，宣清导浊，升降并施。邪犯下焦时，其主要病机是湿浊阴邪降泄失常。一是小肠不能分清泌浊，水谷精气之清阳部分未被吸收升化，而浊邪又不能从小便排出，出现上逆，蒙蔽心包，症见小便不利、无尿、呕逆、神迷等。治以淡渗利湿（降）为主，湿去气通则小便自利，药用茯苓皮、泽泻、滑石、车前子等。二是肠腑湿郁气结，清气失于升畅，浊邪失于通降，肠道气机闭阻，而见少腹硬满，大便不通，甚至下闭上壅，治宜宣清导浊，清升浊降，肠道传导功能则恢复正常。我在临床中自拟润肠通便汤治疗肠燥津枯，肠道气机闭阻之便秘的灵感即来源于此。本方重用玄参为君，其性咸寒润下，滋阴降火，润燥生津；生地黄、麦冬甘寒滋润，壮水清热为臣药，以上三药合之，大补阴液，增水行舟，配枳壳、川朴行气宽中降浊，促进肠蠕动；当归、桃仁养血活血通便，火麻仁润肠滋养通便，肉苁蓉补肾润肠通便，共为佐药；升麻、桔梗升举清阳之气，而促进宣肺清肺之功。全方滋润滑肠，升清降浊，对习惯性便秘、老年、产后便秘均有好的疗效。

此外，本书中益气散瘀化浊汤治疗心脑血管病、清热息风降浊汤治疗高血压脑病、益肾降毒汤治肾病综合征和尿毒症等，都体现了此法在临床中的具体应用。总之，升清降浊法通过方药的升降，可使错位的清阳和浊阴复其常位，达到治愈疾病目的，是临床中应用广泛、十分重要的一种治疗方法。

第二章　临床心得

一、便秘

《素问·经脉别论》云："饮食入胃，游溢精气，上输于脾，脾气散精，上归于肺，通调水道，下输膀胱，水精四布，五经并行。"可见肺在人体的水液代谢过程中发挥着重要的作用，尤其是二便。

肺的主要生理功能是主气、司呼吸，主行水，朝百脉，主治节。肺气以宣发肃降为基本运行形式，从而维持了人体的新陈代谢。肺在五脏六腑中位置最高，覆盖诸脏，故有"华盖"之称。手太阴肺经与手阳明大肠经相互属络于肺与大肠，互为表里，肺的宣发肃降对保持大肠腑气的通顺有着重要作用。应用宣肺或升提的方法来通利二便，称为"提壶揭盖"法。"提壶揭盖"法是朱丹溪创制之法，有"以升为降"之意。常用于气虚升降失司，小便不通之证。肺为水上之源，主行水，若其宣肺肃降功能失调，则小便不畅。肺之所以能通调水道，主要是靠肺气的肃降功能，水液归肾而下注于膀胱排出体外。如外邪袭肺，肺气不宣，肃降无能，水道不得通调，则可出现小便不利、浮肿等症。因此可以用宣肺利尿的药物来治疗，如苏叶、枇杷叶等。

肺失宣肃，亦可以使大便传导功能失职，致大便秘结或大便不通。用宣肺通便法，可收良效，如杏仁、桔梗、蜜紫菀等。若是由于肺失宣降、阴虚肺热等肺系疾病而致的便秘，其效最捷，并非承气类、麻仁类方所能及，主要取其正本清源、启上通下之用，为治病求本、通便之良法。再者，大便通调也有利于肺气的宣降。因此通利大便，亦是治肺病的另一条途径，保持大便通畅，有利于肺病的治愈。在治肺病的方剂中，加用通便药，可提高疗效，缩短病程。

二、慢性萎缩性胃炎

慢性萎缩性胃炎是消化道的疑难病，是以胃黏膜上皮及腺体萎缩甚至数目减少，并伴有肠化生等为特征的慢性消化系统疾病，临床上常表现为胃脘胀满、嗳气、胃痛及不思饮食等，属于中医学"痞满""胃痛"范畴。《素问·太阴阳明论》谓："饮食不节，起居不时者，阴受之……入五藏则䐜满闭塞。"《素问·异法异论》言："脏寒生满病。"《伤寒论》载"但满不痛者，此为痞"，指出病机为外感表证误下，正虚邪陷，结于心下而成。拟寒热并用、辛开苦降的治疗大法，并创诸泻心汤治疗痞满。李东垣提出"腹满食不化"，认为主脏在脾。叶天士谓："胃痛久而屡发，必有痰凝聚瘀"。总之本病为本虚标实，"虚"为脾胃亏虚，"实"为虚损之后所继发的瘀血、热毒，致使脾的清阳不升，胃的浊阴不降，久则因血运障碍、营养匮乏，而致黏膜腺体萎缩，进而发为慢性萎缩性胃炎。因此我认为本病的中医基本辨证分为寒热错杂、肝郁脾虚、中焦虚寒、胃阴亏虚胃络失养等。治疗大法当为辛开苦降、疏肝健脾、温中散寒、养阴和胃、化瘀生肌。笔者以调为先，以和为贵，以生肌为终，而拟定 1～6 号方来治疗"萎缩性胃炎"，具有好的疗效，适合长期治疗。

病案举例

案例 1

段某，女，64 岁。2019 年 1 月 10 日初诊。

患者胃脘疼痛间作 8 年余，曾在 2018 年 10 月于某医院做胃镜示：慢性萎缩性胃炎伴重度肠化生，Hp（＋）。给予四联药物治疗 2 个疗程，胃脘疼痛加重，故放弃西药治疗。今为求中医诊治故来诊。现症：胃隐痛，泛酸，烧心，食凉加重，嗳气纳差，不思饮食，倦怠乏力，口干口苦，舌质淡，苔腻微黄，脉弦。中医诊断为胃痛。辨证为寒热错杂证。治当辛开苦降，平调寒热。给予慢萎 1 号方。组成：半夏 10g，黄连 6g，黄芩 10g，干姜 9g，党参 15g，蒲公英 15g，乌贼骨 15g，白及 18g，延胡索 10g，鸡内金 15g，甘草 6g，大枣 3 枚。用此方加减治疗 1 月余，患者胃脘疼痛逐渐消失，泛酸、烧心偶发，纳香，精神转佳，恢复正常的生活劳动。

案例 2

陶某，男，45 岁，军人。2018 年 8 月 21 日初诊。

胃脘部冷痛时作 2 年，伴恶心、呃逆，腹部胀满，受凉或食冷饮后易发，常常喜温喜按，大便偏稀，四肢发凉，口唇紫暗，舌质淡白，苔薄白，脉沉细缓。多次在三甲医院检查治疗，诊断为"慢性萎缩性胃炎"，给予多种西药治疗，效不显。为求中医调理，故来我处就诊。中医诊断为胃痛。证属脾胃虚寒，寒凝气滞，胃气上逆。治宜温中散寒，降逆消痞，散寒止痛。方用自拟 6 号方加减月余后，口唇紫暗较前变淡，四肢变温，上症基本未再发作。

三、慢性腹泻

慢性腹泻是一种常见临床症状，并非一种疾病。是指病程在两个月以上的腹泻或间歇期在 2～4 周内的复发性腹泻。病因较为复杂，病程迁延。根据病因不同，临床症状多样化，治疗原则各异。慢性腹泻在中医学中属于"泄泻"范畴。我在临床工作中常应用升阳益胃汤治疗各种原因的慢性腹泻，效果显著。

方药组成：黄芪 15～30g，党参 10g，炒白术 10g，半夏 10g，黄连 6g，陈皮 10g，茯苓 10g，泽泻 10g，防风 6g，羌活 5g，独活 5g，柴胡 6g，白芍 15g，炙甘草 6g，生姜 3 片，大枣 3 枚。

功效：补脾升阳，益胃清肠。

主治：慢性胃肠炎、溃疡性结肠炎、胃肠神经官能症及肠易激惹综合征等。症见胃脘隐痛胀满，肠鸣辘辘，面黄形瘦，倦怠嗜卧，口苦口干，纳呆泄泻，舌淡白，苔白腻，脉沉细。

方解：升阳益胃汤收录在《内外伤辨惑论》及《脾胃论》中，李东垣最擅用此方治疗脾肺气虚兼湿热之泄泻。方中重用黄芪为君药，补脾益气，升举阳气；人参、白术、茯苓、甘草为四君子汤之组合，可益气健脾，助黄芪升阳除湿；陈皮、白芍、白术、防风为痛泻要方之组成，主调肝补脾，祛湿止泻；柴胡、羌活、独活、防风均为风药，善升举阳气，另风药多燥，燥能胜湿化痰，脾阳不升，易生痰湿，风能胜湿，配半夏化痰助脾祛湿；黄连苦寒、泽泻甘寒，二者清热燥湿为佐药，在此是为去其性而取其用，用于内有湿热，或肠中湿热者；生姜、大枣为药引，和肠胃，调诸药。

5年前，有一名患者李某，女，60岁，因直肠癌术后腹泻1年余，伴腹痛、腹胀来诊。患者骨瘦如柴，面色黧黑，精神差，全身乏力，纳差，食则腹痛腹泻，每日3～5次，粪质稀，肛门灼热不适，舌淡，少苔，舌尖红，脉弦。口服消炎、调节肠道菌群的药物半年余，效差。经他人介绍来我处就诊。给予升阳益胃汤加黄柏10g、山药20g加减治疗1月后，大便每日1～2次，腹痛减轻，腹胀消失，纳香，精神明显好转。再调理治疗3月余，患者腹泻偶发，腹痛消失，面色红润，可以正常料理家务。

2年前，治愈一名54岁男性患者王某。其大便不成形半年余，甚则完谷不化，日5～6次，每天晨起则如厕，先后就诊于多家三甲医院就诊，诊断为慢性肠炎。给予多种西药治疗，效果不显，故来我处就诊。患者精神较差，全身乏力，腹痛即泻，肛门重坠有不适及灼热感，舌质淡，苔白腻，脉弦。给予升阳益胃汤加诃子6g、白及6g、车前子15g。治疗月余，腹泻腹痛消失。

在临床工作中，升阳益胃汤加减治疗慢性腹泻效果显著，是治疗泄泻的良方。

四、顽固性口疮

"顽固性口疮"是指反复发作，治难取效，病程冗长的口腔溃疡，以口腔黏膜发生局限而浅表的溃烂为特征。溃疡局部灼痛明显，具有周期性、复发性、自限性等特征。中医学将其归为"口疮"或"口糜"的范畴。《内经》云："诸痛痒疮，皆属于心……诸痛疮疡皆属于火。"宋代《圣济总录·口舌生疮》说："口疮者，心脾有热，气冲上焦熏发作疮也。""胃气弱，谷气少，虚阳上发而为口疮。"笔者认为，口疮的病因病机是饮食不节，膏粱厚味，劳倦过度，七情所伤等致心脾伏热，湿热蕴阻，化火伤阴，上热下寒，气冲上于口，口腔黏膜受损而发病。口疮虽生在口腔，但与内脏有密切的关系，脾开窍于口，心开窍于舌，肾脉连咽系舌本，两颊及齿龈皆属于胃与大肠，任督脉均上络口腔唇舌，故治疗口疮应从整体来看。病机虽繁，总不外乎实火、虚火、上热下寒，故自拟 1～3 号方以清热解毒，滋阴降火，平调阴阳寒热，治疗顽固性口疮，收到满意疗效。其祖方皆是导赤散，胃火较盛、发病时间较短且疼痛较剧者，多为实证，常加清胃散；口疮发病较久，疼痛不明显者，多为虚火，常加六味地黄汤；口疮淡红或不红，大而深，表面灰白，日久不愈，或此起彼伏，服寒凉药物则加重者多脾胃升降失司，常用甘草泻心汤加减。但不论是实火还是虚火，治疗时多加白僵蚕、细辛以取"火郁发之"之意。

病案举例

李某，女，50 岁，2015 年 3 月 26 日初诊。

口腔溃疡反复发作 15 余年，加重 1 月。患者近 15 年来每逢情绪波动，或进食辛辣食物后，均出现口腔溃疡，曾在各大医院及诊所治疗，病情时好时坏，1 月前因精神紧张，口疮再次复发，自服"黄连清胃丸""维生素 B_2"及外用"口疮贴"治疗，效果欠佳，仍此起彼伏，迁延难愈。就诊时左上唇和右下唇可见大小不等的溃疡，大者如黄豆，小者如绿豆，创面赤红，疼痛难忍，饮食受限，伴口唇肿胀，心烦少寐，口干苦欲饮，大便每日 1 行，但大便头干，后稀，舌红体胖，边有齿痕，苔厚腻，黄白相兼，脉细弦数。中医诊断：口疮。辨证：心脾伏热，肝郁火旺证，属本虚标实。治宜先清热燥湿，解毒散郁。方用自拟"口疮 1 号方"加柴胡 10g、郁金 10g，5 剂，日一剂，早晚温服。

2015 年 4 月 1 日二诊：患者自诉服药一剂后，大便通利，量多不干，次日口疮疼痛明显减轻，3 剂后心烦失眠有所改善，口疮面淡红，口唇肿胀消失，继服 5 剂。

2015 年 4 月 6 日三诊：原口疮已愈，舌下左右又起米粒大小口疮，不甚红，隐痛，大便稀溏，腹满纳差、嗳气，舌淡尖红，苔白腻，脉濡弱。此为脾虚肝郁，上热下寒。宜治其本，扶土达木，调理寒热，祛湿生肌（修复黏膜）。方选自拟"口疮 3 号方"加郁金 10g、柴胡 10g 疏达肝气，继续服 10 剂，症状消失，随访半年，未再复发。

五、高血压

在临床工作中，经常有体检发现血压高而无症状的患者，或高血压病用了多种降压药而血压控制不理想的患者。他们会因为高血压病带来的危害而恐惧，而且由于各种原因而不想用西药、加西药，或者换西药进行治疗。因此来求助于中医进行调理以控制病情。经过临床工作 40 余年，我对于此类患者的治疗有一定的研究和经验，现将我的临床经验及体会介绍如下：

我依据患者的症状、体征将其分为三种证型。

1. 阴虚阳亢

此种类型的高血压患者主要表现为血压高，且伴有眩晕耳鸣，头痛头胀，时而头痛加剧，面色潮红，急躁易怒，少寐多梦，口苦，舌质红，苔黄，脉弦细。

当以滋阴平肝、活血通络为该病的主要治疗原则，主要方剂为滋阴降浊汤。

方药组成：玄参 30g，生地黄 20g，麦冬 10g，白芍 12g，钩藤 10g，夏枯草 10g，丹参 30g，川芎 12g，天麻 10g，泽泻 15g，茯苓 15g，代赭石 30g，罗布麻 12g。

此方原为恩师傅云江老师治疗高血压病的常用方，后经过我四十余年的临床工作经验加减后而得，临床效果可靠。

2. 痰浊中阻

此种类型的高血压患者主要表现为血压高，且伴有眩晕，头重如裹，或体型肥胖，胸闷，恶心，少食，多寐，舌苔白腻，脉濡滑。

当以燥湿祛痰、健脾和胃为治疗原则，可选用方剂半夏白术天麻汤加减。

方药组成：半夏 10g，白术 10g，天麻 9g，橘红 10g，茯苓 20g，泽泻 20g，远志 10g，石菖蒲 10g，地龙 10g，罗布麻 10g，丹参 30g。

3. 气虚血瘀

此种类型的高血压多伴有多脏器疾病，如高血脂、冠心病、脑梗等。患者主要表现为血压高并伴有眩晕，动则加剧，劳累即发，经常面色青紫，唇甲无光泽，心悸失眠，神疲懒言，饮食减少，舌质淡，舌上有瘀斑瘀点，脉细弱。

当以补气活血、散淤通络为原则，常用的方剂为益气散瘀化浊汤。

方剂组成：黄芪 30g，葛根 10g，生山楂 15g，丹参 20g，水蛭 3g，绞股蓝 10g，远志 10g，石菖蒲 10g，茯苓 15g，泽泻 20g，杜仲 15g，桑寄生 10g，甘草 6g。

此方的基础方为崔硕老师的家传方，用于治疗头晕、心悸、中风后遗症等。后经过我多年的经验加减而成。

在临床诊治过程中，若辨证准确，则效果立竿见影。体检发现临界血压高而无症状者，治疗 1～3 个月，血压可以基本恢复正常。若口服多种降压药，血压仍控制不理想的，辨证治疗 2～3 个月，血压可以控制平稳，且降压药无须再加量或者换药。

病案举例

患者王某，男，35 岁。2018 年 7 月 9 日初诊。

体检时发现血压升高 5 年余，加重 1 月。血压最高时 150/106mmHg，未服用任何降压药物，近 1 月自觉胸部憋胀不适，测血压 150/110mmHg，仍拒绝服用西药，故寻求中医调理。现症：面部潮红，无头晕、恶心，有胸部憋胀不适，头闷胀，心烦，失眠。舌质红，少苔。辨证为肝阴不足，肝阳上亢证。处方：滋阴降浊汤加羚羊角 1g（冲），5 剂，水煎服，每日 1 剂，早晚分服。

2018 年 7 月 15 日二诊：测血压 140/90mmHg，患者药后头闷胀减轻，胸部憋胀缓解，心烦亦减少，舌质红，苔薄白。嘱继服上方加罗布麻 10g，5 剂。

2018 年 7 月 20 日三诊：测血压 136/90mmHg，无其他不适，舌质红，苔白。嘱继续服用二诊方。用滋阴降浊汤加减治疗 3 月余，血压控制平稳，后随访血压未再出现大的波动。

六、中风

"中风"一病最早来自《内经》，是以猝然昏仆，不省人事，伴口眼㖞斜，半身不遂，语言不利，或不经昏仆而仅以㖞僻不遂为主症的一种疾病。相当于现代医学的脑出血、脑梗死等疾病。因发病急骤，症见多端，病情变化迅速，与风善行数变特点相似，故名中风、卒中，其病位在脑，又称"脑中风"，与心、肝、肾密切相关。历代医家对"中风"认识颇多，病因病机不外乎风、火、痰、瘀。脏腑功能失调、正气虚弱、情志过极、劳倦内伤、饮食不节、气候骤变等几方面导致瘀血阻滞，痰热内生，心火亢盛，肝阳暴亢，风火相扇，气血逆乱，上冲于脑而形成本病。

恩师崔硕治疗脑中风有独到之处，他熟读经典，用药胆大心细，分期治疗，给我启发很大，随后我认真研究先贤张仲景、刘河间、王清任、唐容川、张锡纯，及日本汤本求真的有关经验和西医学内容，经数十年临床不断验证及完善，总结整理出一套关于中风的治疗经验，用于临床疗效较好，谨供同仁参考。

治疗中风时，一定要辨证分期施治。首先要辨中经络还是中脏腑。中经络虽有口眼㖞斜，吐字不利，肢体偏废或麻木，但意识尚清楚；中脏腑则昏不知人，或神志恍惚，伴见肢体不用。其次辨阴阳。阳闭有痰热痰火之证，如面赤身热，气粗鼻鼾，躁扰不宁，苔黄腻，脉弦滑而数；阴闭者有寒湿痰浊之象，如面白唇暗，静卧不烦，四肢不温，痰涎壅盛，苔白腻，脉沉滑缓等。最后辨病期。急性期为发病后2周以内，中脏腑可延长至一月余，多以西医治疗为主，中药治疗为辅；恢复期为发病2周后到一个月至半年之间，中药治疗很重要，同时配合针灸治疗、康复锻炼；发病半年以上为后遗症期，中药治疗也尤为重要。

急性期实证突出，应以急则治其标，损其偏盛为原则，常用平肝息风、清热涤痰、化痰通腑、升清降浊、化瘀通络及醒神开窍等法；恢复期当标本兼顾，标实为风、痰、瘀血阻络，本虚为气阴两虚，多以益气化瘀、滋阴化痰、解痉软坚为主；后遗症期多以本虚表现为主，故治疗以缓则治其本为原则，多以益气养血、滋补肝肾、活跃神经为主。

脑中风通过急性期与恢复期的积极治疗，大部分患者都会恢复，但仍有部分患者会留有后遗症，如半身不遂、言语不利等，极少数病人还会有再复发的可能。此期宜补虚为主（补气养血），兼顾活血化瘀、化痰开窍、祛风固表。我常选补阳还五汤、地黄饮子或解语丹，并常用自拟益气散瘀化浊汤治疗中风后遗症。本方补气散瘀，化浊开窍，补而不滞，祛瘀而不伤正，是治疗中风后遗症的良方。

七、失眠

《中国成人失眠诊断与治疗指南》制定了中国成年人失眠的诊断标准：①入睡困难，入睡时间超过 30 分钟；②睡眠质量下降，睡眠维持障碍，整夜觉醒次数 ≥ 2 次，早醒；③总睡眠时间减少，通常少于 6 小时。目前临床常用治疗失眠的药物复杂而且繁多，常用的药物有艾司唑仑、三唑仑、阿普唑仑、地西泮、劳拉西泮、唑吡坦、佐匹克隆片、右佐匹克隆、小剂量米氮平、小剂量曲唑酮等。由于有些药物有依赖及成瘾的可能性，所以一般不主张长期服用。

西医的失眠相当于中医学中的不寐。不寐是以经常不能获得正常睡眠为特征的一类病证。主要表现为睡眠时间、深度的不足，轻者入睡困难，或寐而不酣，时寐时醒，或醒后不能再寐，重则彻夜不寐，常影响人们的正常工作、生活、学习和健康。多因情志所伤、饮食不节、劳逸失调、久病体虚等因素引起脏腑机能紊乱，气血失和，阴阳失调，阳不入阴而发病。病位主要在心，涉及肝胆脾胃肾，病性有虚有实，而虚多实少。治疗以补虚泻实，调整脏腑阴阳为原则。

我在平素的临床工作中，应用自拟交泰二夏汤治疗心肾不交、痰热内生、阳不入阴之急性及亚急性失眠，效如桴鼓。

交泰二夏汤的组成：黄连 6～9g，肉桂 3g，制半夏 9g，夏枯草 9g，丹参 30g，生龙骨 30g。主要功效：交通心肾，引阳入阴。主治：心火旺盛，水火不济，阳不入阴而见的心烦不安，失眠多梦，腹胀口干，下肢欠温，舌暗红，或有瘀点、瘀斑，苔白微黄，或少苔，脉细弦数等。

此方取自《韩氏医通》的交泰丸和《内经》中半夏汤去秫米。方中以黄连、肉桂为君药，交济水火，取黄连苦寒，入少阴心经，降心火，不使其炎上；取肉桂辛热，入少阴肾经，暖水脏，不使其润下；生半夏辛散温燥有毒，故选用制半夏，主入脾胃兼入肺，能行水湿，降逆气。据《礼记·月令》记载："五月半夏生，盖当夏之半也。"其生当夏季之半，即夏至前后，夏至一阴生，为大自然阴阳交会之期，取象比类，格物致知，半夏可引阳入阴而使阴阳交会。《本经疏证》云："半夏味辛气平，体滑性燥，故其为用，辛取其开结，平取其上逆，滑取其入阴，燥取其助阳。而生于阳长之会，成于阴生之交，故其为功，能使人身正气自阳入阴。"《本草纲目》记载："半夏治腹胀，目不得瞑。"夏枯草，苦、辛、寒，归肝胆经，长于夏季暑气正浓之时，到长夏季节就会因成熟而枯萎。大多数植物都是在入秋之后才枯萎，而此药独禀天地之气，提前枯黄，能将金秋肃杀之气提前，所以它具有清肝火，散瘀结的作用。肝火得清，则能吸引阳气入阴，因此对阳不入阴、肝火亢盛的失眠病人，半夏配夏枯草，疗效特佳，故为佐药；丹参活血散瘀，除烦安神，生龙骨镇静安神，均为使药。此方寒温并用，辛开苦降，阳能入阴，阴平阳秘，失眠能除，精神乃治，临床辨证加减治疗各种失眠得心应手。

验案举例

案例 1

患者王某，女，60 岁，医生，2019 年 7 月 10 日初诊。

失眠间作半年余，间断口服安定助睡眠，经常难以入睡，睡后易醒，心烦，可睡 3～5 个小时，甚则彻夜不眠，白天体力较差，腰酸腰困，潮热，经常口干口苦，舌苔少、暗黄，舌质略红，脉弦细。辨证：心肾不交，阳不入阴证。治法：交通心肾，调理阴阳。处方：交泰二夏汤加减。共 5 剂，3 剂后自觉潮热、心烦减轻，5 剂后睡眠明显缓解。后又辨证加减调理 1 月余，睡眠恢复正常。

案例 2

患者李某，男，56 岁，2019 年 8 月 12 日初诊。

失眠半月余，入睡困难，烦躁、易怒，口干口苦，精神较差，舌尖红，苔微黄，脉弦。既往高血压、糖尿病病史 10 年余。近日血糖控制较差，餐后 9.7mmol/L，空腹血糖正常。辨证：胆火扰心，心肾不交证。治法：清热安神，交通心肾。处方：交泰二夏汤合温胆汤加白僵蚕 6g、葛根 20g。5 剂，患者药后睡眠质量明显提高，烦躁易怒减轻。自测餐后血糖 7.3mmol/L，精神好转。后又调理 1 月，偶发失眠，精神佳，血糖维持平稳。

在失眠的分类中，顽固性失眠是较常见，属于中医学不寐范畴，而且与继发性失眠相比，它的治疗难度更大。顽固性失眠往往是由心理因素引起，临床主要表现为入睡困难及维持睡眠困难，或彻夜不眠，日间疲倦，夜晚越想尽快入睡越难以入睡，心理冲突加重，从而产生紧张焦虑、情绪不稳、过度担心的情况，反之更易导致失眠，形成恶性循环。常用治疗失眠的药物大多都是镇静类药物，但这些化学药物的成瘾性和依赖性并不能帮助患者彻底治疗失眠，反而会使患者无法脱离药物形成正常睡眠，而造成患者失眠问题的加重。我认为患者失眠反复发作的主要病机为气滞血瘀，心脉瘀阻，阳不入阴。因失眠反复发作，与患者的情绪关系密切，且久病多瘀多痰，因此在治疗时多用加味癫狂梦醒汤活血理气、解郁化痰、安神定志。药物组成：桃仁20g，香附10g，丹参30g，青陈皮各10g，柴胡10g，半夏10g，通草6g，大腹皮15g，赤芍10g，桑白皮15g，炒苏子12g，炙甘草30g，生龙骨30g，代赭石30g（先煎）。

此方重用桃仁、丹参、赤芍活血化瘀；柴胡、香附疏肝解郁，青皮、陈皮开胸理气；半夏、紫苏子、桑白皮燥湿化痰，降逆下气；通草、大腹皮利水渗湿；代赭石苦、甘、微寒，平肝潜阳，重镇降逆，引阳入阴，配生龙骨重镇安神；重用甘草和中缓急。诸药配伍使得瘀血祛、气滞行、痰湿化，神志自安。

验案举例

案例1

李某，女，52岁，2016年4月5日来诊。

失眠烦躁反复发作4年余，伴双侧太阳穴刺痛，现服用地西泮每日3片、黛力新1片等多种镇静催眠药，一天只能睡1～3个小时，甚至彻夜难眠。现患者目光呆滞，眼圈紫暗，舌紫暗，苔白腻，脉弦。给予加味癫狂梦醒汤加减间断治疗1月余，失眠明显好转，每天可睡5小时，头痛消失，精神转佳，未再服用镇静药。

案例2

毛某，女，65岁，2017年8月17日来诊。

顽固性失眠反复发作10余年，加重2周。曾在多家医院神经内科诊治，诊断为失眠、焦虑抑郁状态，给予安神助眠及抗焦虑抑郁的药物治疗2年效差。患者精神差，目光呆滞，彻夜难眠或者仅可睡2～3小时，心烦易怒伴腹胀，烧心泛酸，舌暗，苔白腻，脉弦。既往有肠内多发性息肉病史。诊断为不寐，辨证为气滞血瘀痰阻证。治当理气化痰，解郁安神。以加味癫狂梦醒汤加减间断治疗21天，后期调理脾胃月余，以巩固疗效。之所以调胃者，是因为"胃不和则卧不安"。脾胃壮实，四肢安宁，脾胃虚弱，百病峰起，故调理脾胃者，医中之王道也。半年后随访，未再出现严重的失眠现象。

百病之中，气郁最多；百病皆因痰作祟；久病多虚多瘀。顽固性失眠的患者多有以上致病特点，加味癫狂梦醒汤活血理气、解郁化痰、安神定志，对于顽固性失眠患者属于气滞血瘀痰阻者，效果甚佳。

八、慢性肾功能衰竭

慢性肾功能衰竭根据其症状及演变规律，可归属于中医学的"水肿""关格""癃闭""虚劳"等范畴。其病因多为水肿、淋病、癃闭、消渴、肾石等疾病迁延缠绵，久治不愈或反复发作，导致脾肾受损，脾肾阴阳衰惫，致肾失气化开合之职，脾失运化水液之能，而使水液内蕴体内，且日久化浊，浊腐成毒。浊毒的出现是慢性肾功能衰竭发展到晚期的病理产物，是导致五脏衰败、阴阳离决的主要机理。毒邪日久入络成瘀，湿、浊、瘀、毒互结于体内，又进一步加重脏腑的损害，如此恶性循环，致病情迁延不愈。

本病病机是本虚标实，虚实夹杂。正虚主要是脾肾两虚，实邪主要是热毒、湿浊、水气、血瘀。治疗时应做到补益不敛邪，祛邪而不伤正。经过我多年的临床经验，采用固本泻浊法治疗此类疾病，主要以扶脾益肾、通腑降浊、化瘀解毒为基本法则，主方为益肾降毒汤。

药物组成：生黄芪 30g，当归 15g，生地黄 15g，山萸肉 10g，山药 15g，茯苓 15g，泽泻 15g，泽兰 15g，丹皮 10g，六月雪 15g，土茯苓 15g，干蟾皮 3g，水蛭 3～5g，丹参 15g，酒大黄 6g，甘草 6g。

加减：恶心、呕吐明显者，加白蔻仁；腹胀者，加大腹皮、陈皮；眩晕、血压高者，加罗布麻、杜仲、牵牛子；尿蛋白持续不减者，加穿山甲、芡实；尿中白细胞增高者，去黄芪、山萸肉，加金银花、蒲公英、连翘；血尿者，加血竭、茜草、仙鹤草；水肿消退不明显者，加地龙、牵牛子；血糖偏高者，加僵蚕；手足冰冷者，加制附子、肉桂。

方中重用黄芪、当归为君药，黄芪最早见于《神农本草经》，性甘，微温，归脾肺经，功善补气健脾、升阳举陷、利水消肿、益气固表。《本草汇言》描述黄芪："补气实在脾，实卫敛汗，驱风运毒之药也。"当归为补血之圣药，活血行瘀之要药，且能补血润肠通便。两药合用，补气健脾养血，通便，化湿。补而不滞，祛浊而不损正。选六味地黄丸（生地黄、山萸肉、山药、茯苓、泽泻、丹皮）益肾养阴，配泽兰辛、微温，活血祛瘀、保肾利水；配伍土茯苓、六月雪、干蟾皮保肝肾、解毒消肿；水蛭、丹参祛瘀而不伤正；酒大黄通腑降浊，又可以祛瘀生新；甘草调和诸药。诸药配伍共取益肾扶脾，解毒散瘀，利湿降浊之意，为治疗慢性肾病、肾病综合征及尿毒症的有效方剂。

现代药理研究认为，黄芪能促进机体代谢，改善微循环，又有明显的利尿作用，改善肾组织病理变化，能消除实验性肾炎蛋白尿，改善贫血，增强和调节机体免疫功能，有广泛的抗菌作用。当归可以改善微循环，具有抗血栓的功能。生地黄可以抗炎、抗过敏，防止肾上腺皮质萎缩，增强免疫功能。丹参有调节血脂、抑制动脉粥样硬化斑块形成、抗炎、抗过敏、抑菌、改善肾功能、保护缺血性肾损伤的作用。茯苓多糖有增强免疫功能的作用，可抑制肾小管对水和电解质的重吸收。大黄可减轻肾小球膜细胞增生，抑制淋巴因子炎性介质产生，影响脂质代谢，能降低肾小管的高代谢，能阻止肾间质纤维化，进而改善肾脏的微循环。

我的老师崔硕老中医在治疗肾功能衰竭的临床中常常用到六月雪、蟾衣、牵牛子、血竭等药，认为这几种药可以保肝肾、泻浊、解毒。

六月雪保肝益肾利尿，治疗慢性肝炎、肾炎有水肿者效佳。《安徽药材》记载其"与老母鸡同煮，能治慢性肾炎水肿"。在临床工作中治疗肝炎、肾炎引起的水肿，常用此药。

蟾衣强心利尿、解毒抗癌，可治疗慢性肾炎、肝炎、癌症等。其性凉、微毒。善于强心利尿、消肿、解毒、止痛、抗癌、抗辐射等，可治疗心力衰竭、口腔炎、咽喉炎、咽喉肿痛、皮肤癌等。在崔老及我多年临床实践中，常用蟾衣治疗慢性肾炎、肾衰竭、慢性肝炎引起的水肿。且认为其有起搏的作用，也可用于窦性心动过缓的患者。

血竭去腐生肌、止痛，亦治慢性肾炎引起的水肿。血竭性平，味甘、咸。归心经、肝经。功效为祛瘀定痛、止血生肌。研末服，用量0.9～1.5g。临床用于治疗妇女月经过多、痛经、咳血、便血、口疮、牙痛等。药理研究证实其有抗炎、抑菌、抗血栓的作用，对环核苷酸有影响，可影响纤维蛋白溶解活性等。我在临床工作中常常用其治疗各种疼痛症、肾病综合征、尿毒症患者，效果颇佳。

牵牛子味苦辛、性寒，有毒，归肺、肾、大肠经。具有泻下逐水，消痰涤饮，除积杀虫的功效。主治水肿、腹水、痰饮喘息、大便秘结、食滞虫积、痈疽肿毒。水煎服用量3～6g。崔老认为其有抑制肾素的作用，临床常用于治疗肾病综合征、慢性肾炎、尿毒症引起的水肿及肾性高血压。

尿毒症实际上是指人体不能通过肾脏产生尿液，不能将体内代谢产生的废物和过多的水分排出体外而引起的毒害。现代医学认为尿毒症是肾功能丧失后，机体内部生化过程紊乱而产生的一系列复杂的综合征，不是一个独立的疾病。益肾降毒汤治疗慢性肾功能衰竭尿毒症的优势有以下4点：

（1）通过整体调理，增强防病抗病能力。尿毒症患者由于体内毒素、废物长期侵蚀，代谢严重紊乱，各种器官功能遭到破坏，使患者的免疫功能受到严重影响。因此，由于免疫功能低下导致的各种感染是尿毒症患者主要的死亡原因，也是影响长期生存治疗的重要因素。益肾降毒汤在调节人体免疫方面发挥着重要的作用。很多尿毒症患者常常会厌食、便秘、尿量少、恶心、呕吐、腹胀，通过益肾降毒汤进行整体调理，可使体质得到很好的改善。患者的体质得到很大提高的同时，整体防病抗病能力就得到大大增强。

（2）保护残余肾功能。尿毒症患者虽然已进入肾功能衰竭期的最后期，但还有 5% ～ 15% 残余的肾功能存在，而这可以帮助患者排出部分的水分、毒素，从而大大地减少尿毒症急性期并发症给患者带来的危害，对透析脱水量的依赖也得以减轻。现代药理研究表明，六月雪、干蟾皮可以强心、保肝肾、利尿。我的老师崔硕老中医对尿毒症患者的治疗达上百例，大部分患者都可以增加尿量、增进食欲，增强体质，提高生存质量。

（3）促进毒素的排泄。尿毒症的毒素种类很多，透析治疗也只能部分替代人体正常的肾功能，所以只要能够促进患者体内毒素充分排出，就会给患者的健康带来益处。益肾降毒汤药可以从多种途径来促进毒素排泄，如通过补肾健脾运化体内的浊毒。可通调水道，使浊毒瘀血消除。通过这些方法可加快患者体内毒素的排泄，改善患者的全身状况，提高治疗的综合疗效。

（4）减轻西药及透析治疗的副作用。目前透析是尿毒症患者最主要的治疗手段，但是透析治疗本身也有一些负面的影响。如加重心、肺、脑功能的减退，影响血流动力学稳定，加快营养成分的丢失，导致体内各种元素的失衡等等。益肾降毒汤的应用可以减轻透析带来的一些负面作用，提高透析治疗的整体疗效，提高患者的生存质量。我在临床过程中治疗肾病综合征及尿毒症时常用益肾降毒汤加减治疗，可以显著提高患者的生存质量，可减轻水肿、面部黧黑、肌肤甲错、增加尿量、增进食欲等。

病案举例

案例 1

董某，男，76 岁，2010 年 11 月 20 日初诊。

患者尿毒症 3 年余，乙肝 4 年余，慢性支气管炎 15 年。因患者家庭贫困，无力支持透析。经人介绍来我科就诊。初来我院时门诊化验肾功能：血肌酐 427μmol/L，尿蛋白（++）。处于肾衰竭失代偿期。面色黧黑，全身水肿，乏力，身体消瘦，呃逆，喉中痰鸣，大便秘结，小便癃闭，舌淡体胖，苔白厚腻，脉沉细无力。诊断为关格，辨证属脾肾阳虚，治当健脾益肾，温阳利水。处以益肾降毒汤：生黄芪 30g，生地黄 20g，山药 15g，山萸肉 10g，茯苓 15g，泽泻 10g，六月雪 10g，益母草 15g，桂枝 6g，干蟾衣 3g，血竭 1g，牵牛子 2g，制大黄 6g。药后食欲转佳。

近 10 年来，每月间断服方 10 余剂，查血肌酐维持在 150～180μmol/L，尿蛋白（+～++），生命体征维持平稳，至今仍能生活自理，未做血液透析。

案例 2

毛某，男，36 岁，农民。2019 年 7 月 15 日初诊。

患者尿毒症 3 年余，先后就诊于市三甲医院住院治疗多次，因经济原因在家自行腹膜透析治疗 1 年余，日透析 3 次。目前双肾已经萎缩，肌酐 2030.48μmol/L，小便量少，小于 100mL/d，大便量也少。患者全身暗黑如干碳，无光泽，全身沉重乏力，纳差，恶心，说话声低，舌暗、苔白腻，脉沉细。为求中医治疗，经人介绍来我处就诊。诊断为关格。辨证属脾肾两虚兼浊毒瘀阻。治当益肾扶脾，解毒祛瘀，利湿降浊。

处方：生黄芪 30g，当归 15g，生地黄 15g，山萸肉 10g，山药 15g，茯苓 15g，泽泻 15g，泽兰 15g，丹皮 10g，土茯苓 15g，六月雪 15g，牵牛子 6g，丹参 20g，干蟾皮 3g，制大黄 6g，甘草 6g。5 剂，每日 1 剂，水煎服，早晚分服。

2019 年 7 月 20 日二诊：患者药后二便都较前好转，尿量大于 100mL/d，大便量较前增多，自觉全身沉重感减轻，舌暗、苔腻减轻，脉沉细。嘱上方去制大黄，加薏苡仁 20g。7 剂，用法同上。

患者用益肾降毒汤加减治疗 1 个月后复查血肌酐为 1531μmol/L，精神转好，乏力减轻，面色黑润，有光泽，尿量增加，125mL/d。如此治疗 3 月余，尿肌酐维持在 200 ～ 300μmol/L，精神尚可，可以进行轻体力活动。

总之，采用益肾扶脾、解毒祛瘀、利湿降浊之法，以益肾降毒汤治疗尿毒症、肾病综合征、慢性肾炎可以明显提高患者的生存质量，使患者的肤色由黑干枯转润变白，体力恢复大半，可以从事轻体力活动。

九、肿瘤

肿瘤的发生主要归结为正气亏虚，癌毒致病。《黄帝内经》强调"正气存内，邪不可干""邪之所凑，其气必虚"。《医学汇编》强调"正气虚则为岩"。由于外感四时不正之气、饮食不节、情志不遂等各种内外病因的综合作用，产生寒、痰、瘀、火、虫等病理因素，以致酿成癌毒侵犯机体，耗伤脏腑气血津液，气滞、血瘀、痰凝、水饮等各种病邪聚集于局部，形成肿瘤。其中正虚是肿瘤发生的基础，而癌毒侵犯则为必要条件，因而肿瘤的治疗应以扶正散结解毒法为基本原则，正如明代张景岳所云："养正积自除。"目前治疗肿瘤西医主要的方法有手术、放化疗、介入、靶向治疗及免疫治疗等。中医药在减轻放化疗等抗肿瘤治疗引起的毒副反应方面有着一定的优势。我的恩师崔硕老中医在临床中应用加味启膈散治疗各种癌病，有延长生命、缓解症状、预防复发等效果。近十余年我在临床中每遇到此类患者均给以扶、调、化等法，加减应用启膈散，可以减轻患者的临床症状、提高患者的生存质量。现将治疗思路整理如下：

1. 以扶正气为先

扶法即使正气来复，正胜邪去之法。主要包括"八法"中的"补""消"两法。正虚是肿瘤发病之始。肿瘤是机体免疫力低下时产生的新生物，因此临证时应以提高人体的"抗病能力"为法则。主要包括两个方面：一方面，扶正固本以提高自身的免疫力和对疾病的耐受力；另一方面，驱邪，如化痰、解毒、化瘀等，使邪去正安，邪去以扶正。扶正主要是扶脾，脾主土，位居中央，脾胃为后天之本，气血生化之源，脾胃健运，气血阴阳运行畅通，清浊分流，病邪徐消。

2. 以调气血、脏腑为要

调，即调和之意，治疗肿瘤时不能逆势而为，一味地清除肿瘤，而是寻求和平共处之道，与瘤共存，高质量地生活。主要包括调和气血、调理脏腑。

调和气血指采取"有余泻之，不足补之"的原则，使气顺血和。《圣济总录》言："气血流行，不失其常，则形体和平，无或余椎，及郁结壅塞，则乘虚投隙，瘤所以生。"朱丹溪指出："百病之中气郁最多。"肝主疏泄，肝脏是气血调和的枢纽，因此肝脏藏泻功能正常是气血调和的基础。临证中在扶正的同时加用香附、柴胡、郁金、青皮等疏肝理气之品，以及当归、鸡血藤、三七、阿胶等补血活血之品。

3. 以化痰、化瘀、化毒贯穿始终

化，即变化，物质的转变、消散之意。在临证中主要是应用活血化瘀、化痰散结、清热解毒的方法治疗肿瘤。肿瘤患者久病多瘀。《血证论》中明确指出："瘀血在经络脏腑之间，则结为癥瘕，瘕者或聚或散，气为血滞，则聚而成形。"故活血化瘀为治疗肿瘤的基本治法。我常在扶正健脾疏肝的基础上加三棱、莪术、水蛭、乳香、没药、土元等破血逐瘀。

肿瘤古代多称为"积聚""癥瘕""噎膈"等，是在脏腑失调、气血津液失布的情况下，形成的热毒、湿毒、痰毒与气血相搏而成的毒性瘤体。此毒性瘤体表现为局部有形之结块，以生长迅速、质地坚硬、表面凹凸不平、边缘不整、推之难移、易破溃出血为特点。治疗上宜"坚者消之，结者散之，留者攻之"。因此软坚散结也是治疗肿瘤的方法之一。常用的药物有贝母、山慈菇、穿山甲、鳖甲等。

4. 时时固护津液

早期肿瘤患者热毒较盛，极易伤津耗液，湿气凝练则成痰，痰凝气滞，瘀阻络脉，痰气瘀毒交结，日久形成积块。目前西医对早、中期肿瘤，运用"手术切除"的治疗方法已很成熟，为预防转移与复发，临床上会根据患者的情况安排术后放疗或化疗。但化、放疗药物在消灭肿瘤细胞的同时，会灼伤患者精气，产生乏力、气短、咽干口燥、大便干结、五心烦热等气阴两虚症状群，因此养阴护津非常重要。我在健脾补气时常用麦冬、沙参、白芍等补脾益气，养阴润燥。

我认为在肿瘤的发展过程中，正虚是肿瘤发生发展的基础，也是发病的内因，虚则瘀滞，痰瘀互结，瘀久化热，热毒

瘀血痰凝胶着难解而为肿瘤。刘完素云："六气皆从火化。"故毒热内结是肿瘤发生的主要病机之一。因此在治疗肿瘤时常辨证应用清热解毒抗肿瘤的药物，如重楼、半枝莲、白花蛇舌草、土茯苓、蒲公英等。

验案举例

案例1

王某，女，74岁，临汾市人，于2016年12月30日就诊于我院。

半月前在本市人民医院诊断为左肺肺癌并肺内转移（晚期）。CT示：①左肺中央型肺癌伴阻塞性肺不张；②双肺多发结节。住院治疗半月余，咳嗽不能缓解。现患者精神萎靡，面浮色暗，阵发性呛咳，咽痒，胸闷气憋，吐血痰，痰稀稠交替，纳差，舌暗红、有瘀点，舌苔白腻，脉弦数。诊断为肺癌，辨证为痰湿瘀毒阻肺。治疗早期解毒化痰散结、理气活血佐以健脾；后期健脾扶正为主，佐以解毒化痰散结。主方选用启膈散加鱼腥草20g，山慈菇10g，白花蛇舌草20g，炒苏子10g，黄芪30g，党参10g，鸡内金15g，柴胡10g，焦三仙各15g。以此方为基础加减治疗半年余，2017年9月复查CT，显示左肺肿物明显变小，于10月9日亲属手捧锦旗以表感谢。

案例2

杨某，男，75岁，尧都区人，2018年7月2日初诊。

3年前胃大部切除术后吞咽不利，偶饮食不慎则反酸、胃灼热，患者精神差，形体瘦弱，体重3年内减少了25kg，面色㿠白，纳差，二便常，舌质红，舌体瘦，苔白，脉弦细。既往史：胃大部切除术后3年，肾囊肿。诊断为噎膈。辨证属阴虚燥热，痰气互阻。治当滋阴润燥，解郁化痰，兼健脾和胃。处方：郁金 10g，沙参 10g，丹参 20g，浙贝母 10g，荷叶 10g，茯苓 10g，砂仁 6g（后下），乌贼骨 20g，白及 6g，延胡索 10g，蒲公英 20g，鸡内金 15g，焦神曲 15g，甘草 6g。用加味启膈散加减治疗月余，患者药后自觉吞咽不适感较前明显减轻，面色日渐红润，精神好转，纳香，舌淡苔白、微腻，脉较前有力。

十、妇科疾病

关于男女其他系统疾病的论述，一般来说是基本相同的，但由于妇女在生理上有胞宫、天癸、月经、胎、产育等的结构和功能，在病理上就有关于月经、带下、妊娠、产后等方面的疾病，还有前阴病、乳疾等都是妇女所独有，所以需要我们专门来研究。

1. 月经为肾所主

《素问·上古天真论》曰："女子七岁，肾气盛，齿更发长；二七而癸至，任脉通，太冲脉盛，月事以时下，故有子……七七任脉虚，太冲脉衰少，天癸竭，地道不通，故形坏而无子也。"其系统地阐明了女子生殖功能从成熟到衰老的整个过程，并具体说明了肾气旺盛、天癸至是女子发育成熟过程中的动力。脏腑所藏之精血是月经的物质基础，冲任二脉的通盛是排出月经、孕育胎儿的主要条件，诠释了月经的产生是天癸、脏腑、气血、经络协调作用于子宫的结果，反映了肾气、天癸、冲任在发育和生殖方面的重要作用，成为中医生殖医学的经典理论。所以妇科月经之病往往从"肾"论治。

2. 妇科病的特点为血不足、气常郁

妇女以血为本，月经、胎孕、产育、哺乳都是以血为用，

而在经孕产乳期间，又易耗血，以致机体处于血分不足、气分偏盛的状态。气分盛则忧虑，爱憎多疑，性格执拗，所怀不遂，气郁日久容易产生神志方面的疾病，或血随气上，或血随气下，或血随气机失调而无定，或气郁化火，或气滞血瘀，或气血失调导致脏腑功能失常及冲、任、督、带四脉受损。又肝藏血，脾统血，肾藏精，心主血脉，精血同源，先天之精又赖后天之精血不断滋养，才能不断发挥作用。经脉之血能在脉道中有序运行，或妇人月事能按月来潮，或正常排卵与受精，均离不开肝脏的正常疏泄功能。故妇病治疗常常以健脾理气，养血柔肝，调理冲任，活血化瘀为主。

3. 妇科病治疗以四物汤为主

四物汤（《和剂局方》）为妇科常用方、要方。其药物组成为当归、川芎、芍药、地黄四味，四药相和，有阴有阳，刚柔相济，补中有行，行中有补，使营血调和，周流无阻，则血证诸疾自解。如清代武之望的《济阴纲目》将四物汤列于诸调经方之首，其曰："四物汤治妇人冲任虚损，月水不调，经病或前或后，或多或少，或脐腹疼痛，或腰足酸痛，或崩中漏下，及胎前、产后诸症，常服益营血，滋气血，若有他病，随症加减，并于后方列举加减用法一百三十余条，用之临床，确有疗效。"朱丹溪认为："四物汤是畅血中之元气，使血自生，非谓其能养血也。"方中地黄、芍药用生地黄、赤芍，属虚寒者改用熟地黄、白芍。其加减如下：

血热者，去川芎，加丹皮、栀子、黄柏、地榆、茜草；虚寒者，加小茴香、肉桂、艾叶、淫羊藿；气虚者，加生黄芪、党参、白术、茯苓；血瘀者，加桃仁、红花、丹参、生蒲黄、五灵脂、土元等；气滞者，去地黄，加香附、柴胡、郁金、乌药、川楝子、枳壳、陈皮、砂仁等；肝肾亏损者，加菟丝子、女贞子、旱莲草、杜仲、巴戟天、淫羊藿等；有癥瘕、痞块者，加三棱、鳖甲、浙贝、茯苓、泽泻、白术等。

4. 治疗月经不调的思路

健康的妇女，约28天月经来潮一次，除妊娠哺乳期以外，有规律地按期而至，这是生理常态。但亦有身体无病，每两月一至者，称并月；三月一至者，称为居经；一年一行者称避年；终身不行经而能受孕的称暗经；妊娠以后按期出现少量月经而无损胎儿的称激经。这些都是生理上的异常，不能以病而论。月经周期提前7天以上为月经先期，延后7天以上为月经后期，时或提前时或延后7天以上者称为月经先后无定期，兼有月经过多，或过少，或经色异常者，以上均称为月经不调。诊时要辨清寒、热、虚、实，予以加味益母圣金丹加减，应手取效。

5. 治疗崩漏的体会

崩漏是指经血非时暴下不止或淋漓不尽，前者称崩中或经崩，后者称漏下或经漏。崩漏是妇科疑难杂症，亦是危急重症，早在《内经》便有"阴虚阳搏谓之崩"的记载，《金匮要略》有"漏下""崩中下血"的记述，至《诸病源候论》专立有"崩中漏下候"，并指出："冲任之脉虚损，不能制约其经血，故血非时而下。"但崩漏之治不外明代方约之提出的"塞流、澄源、复旧"三大法则。所谓"塞流"就是固本止崩，堵塞其放流之意。"澄源"就是澄清病源，即治病求本之意，是治疗的根本方法，也是辨证之要点。"复旧"乃恢复故旧，调整其脏腑功能，以建立正常的月经周期，是善后措施。我的老师傅云江治崩漏有独到之处，他认为崩漏辨证重点有三：一曰气虚，二曰血热，三曰血瘀。崩漏为血证，气为血之帅，气虚不摄，气虚下陷而为崩漏；阴虚阳搏谓之崩，此言热迫血妄行也；血溢脉外易成瘀，瘀血不去，新血不归经。临床上常见功能性子宫出血、不全流产、子宫内膜息肉、子宫肌瘤及各种炎症等引起的崩漏，在治疗上应先祛瘀止血。因祛瘀恐伤正，故少用几剂便澄源求本，兼以补气、益肾扶脾、凉血止血之法固本，常常取效于临床。30多年来，我每遇此病，仍采用此法，创立固宫1～2号方辨证加减，收效甚佳。

6. 治疗带下病的思路及体会

关于带下病，《素问·骨空论》曰："任脉为病，女子带下瘕聚。"《金匮要略》亦谓："妇人之为病，因虚，积冷……此皆带下。"《校注妇人良方》认为："病生于带脉，故名带下。"《傅青主女科》以带下为首篇，载："夫带下俱是湿症，而以带名者，因带脉不能约束而有此病，故以名之。盖带脉通于任、督，任、督病而带脉始病，方书以青、黄、赤、白、黑，分属五脏，各立药方。"《医学心悟》程国彭认为："大抵此证不外脾虚有湿……予以五味异功散加扁豆、薏苡仁、山药之类，投之辄效。"《医学衷中参西录》张锡纯又认为："带下为冲任之证……责在带脉不能约束，故名为带也。"恩师崔硕家传经验认为，"带下病，湿热多，脾虚肾虚与肝火"。在前人的启发下，笔者自拟健脾清带汤加减治疗带下病，颇有效验。

7. 治疗不孕症的心得

不孕症为妇科疑难病症。《素问·骨空论》指出"督脉为病……其女子不孕"；《千金要方》称其为"全无子"或"断续"，并指出："凡人无子，当为夫妻俱有五劳七伤虚赢百病而致……"；《医学心悟》程国彭认为治疗不孕者"男子以葆精为主，女子以调经为主"。我认为妇女不孕的原因，多为冲、任二脉受损，导致月经不调，经漏，经崩，赤白带下等病皆不能受孕；或因瘀血积于胞中，两精不得相搏，胞宫不能摄精成孕；或因胞宫寒、胞热也不能摄精成孕；或因体盛痰多，脂膜壅塞胞中同样不能受孕。另外，患痛经较重的妇女，也往往影响受孕，所以对痛经的调治也非常重要。在多年的临床实践中我逐步摸索出治疗女子不孕的经验，即妇人不孕月经不调者宜调经益肾养根苗，痛经者必除宫要暖，肥人痰盛消脂溢，瘦人多火养阴精。

8.治疗癥瘕的体会

癥瘕为妇女下腹胞中有结块，伴有或痛、或胀、或满、或出血者。癥者，积亦坚硬不移，痛有定处；瘕者，聚亦推之可移，痛无定处。大抵癥属血病，瘕属气病，彼此紧密相连，难以分割，现代"子宫肌瘤""卵巢囊肿""多囊卵巢综合征"均属于中医"癥瘕"范畴。历代对癥积成因的论述很多，如《灵枢·水胀》指出："石瘕生于胞中，寒气客于子门，子门闭塞，气不得通，恶血当泻不泻，血不以留止，日以益大，状如怀子，月事不以时下，皆生于女子，可导而下。"所述其症与子宫肌瘤颇为相似。《灵枢·百病始生》记载"积之始生，得寒乃生""汁沫与血相搏，则并合；凝聚不得散而积成矣"。明代张介宾《景岳全书·妇人规·血症》云："瘀血留滞作症，惟妇人有之，其证则或由经期，或由产后，凡内伤生冷或外受风寒，或恚怒伤肝，气逆而血留，或忧思伤脾，气虚而血滞，或积劳积弱，气弱而不行，总由血动之时，余血未净，而一有所逆，则留滞曰积，而渐以成症矣。"总之古人认为"癥瘕"的形成，多与正气虚弱、血气失调、湿毒瘀结等有关，常由气滞血瘀、痰湿毒阻等结聚而成。在临床实践中，笔者常常采用攻补兼施的治法，往往以解毒利湿、活血化瘀、软坚散结为主，后以益气养血、扶正消积收功。

9. 治疗乳癖的心得

乳癖是指妇女乳房常见的大小不一慢性良性肿块，伴胀痛，与月经周期相关，常见于中年妇女，可见于西医学的乳腺小叶增生、乳房的囊性增生、乳房纤维瘤等疾病。西医学认为乳腺增生症与卵巢功能失调有关，如黄体素分泌减少、雌激素分泌相对增多。中医认为本病的发生多与情志内伤、忧思恼怒等有关。肝主疏泄，喜条达，如妇人情绪波动，忧思恼怒则肝郁气结，气血逆乱，横逆犯脾，脾虚湿盛，津液湿邪凝聚成疾，循经瘀阻乳络，致乳房肿块胀痛，或冲任失调，上则乳房痰浊凝结而发病，下则经水逆乱而月经失调。临床中应用加味逍遥蒌贝汤治疗乳癖效佳。

十一、儿科疾病

小儿机体尚未成熟，处于不断生长发育之中，因此在生理、病理、四诊、辨证论治等方面与成人有所不同，有一定的特点。

1. 生理特点

（1）纯阳之体：纯阳学说正式运用于医学中始见于《颅囟经》，相传其为最早的儿科专著，此书云："凡孩子三岁以下，呼为纯阳，元气未散。"叶天士在《临证指南医案·幼科要略》中提出："襁褓小儿，体属纯阳，所患热病最多。"宋代钱乙在《小儿药证直诀》中说："小儿五脏六腑，成而未全。"所以纯阳之体不能理解为有阳无阴或阳气独盛，而是指小儿生长发育迅

速，生机蓬勃，脏腑娇嫩，形气未充，好比旭阳初生，草木方
萌，蒸蒸日上，欣欣向荣，故古代医学把这种现象称之为"纯
阳之体"。

（2）稚阴稚阳：吴鞠通在《温病条辨》儿科总论中明确
指出了"小儿稚阳未充，稚阴未长"，这里所谓"稚阴稚阳"
是指小儿无论在物质基础（阴）与功能活动（阳）上，均属幼
稚不足，其发育未达到完善的意思。用现代医学的观点来分
析，小儿在呼吸、消化、循环、造血、骨骼及神经、内分泌等
系统，其发育与功能均不够成熟。

2. 病理特点

（1）易于发病：卫外机能未固，易感受六淫之邪，小儿
形体未充，腠理疏松，卫外机能不固，对寒冷不能自调，故易
为六淫之邪所侵。"肺主皮毛""肺为娇脏"，因此外邪由表而
入，首先犯肺，而出现咳嗽、喘促等症状，临床上小儿以呼吸
系统疾病最多见。

"肝常有余，脾常不足"的理论本是明代医家万全提出来
概括小儿生理病理特点的重要学说。"肝常有余"是指生理上
小儿生长发育迅速，如草木萌芽，生机勃勃，全赖主生发之气
的旺盛；病理上小儿容易化热化火，引动肝风，表现为抽搐的
特点。"脾常不足"是指小儿脾胃发育尚未完全，生理功能不
足，脾胃之气不是特别充盛，特别容易被饮食、寒热所伤。万
全曰："小儿脾常不足，非大人可比，幼儿无知，口腹是贪……
视大人尤多也。"是说小儿无知，特别贪吃，如果大人监管松
懈，极易出现饮食伤脾胃而发生泄泻、呕吐，甚至导致疳积
等症。

肾气未盛是小儿另一生理特点。早在《内经》就认识到

"肾气"是推动幼儿生长发育、脏腑功能成熟的根本动力。小儿的脏腑功能处于"娇嫩""未充"的阶段，这种脏腑功能的娇嫩与"未充"需要肾气的生发、推动，随着小儿年龄不断增长，至女子"二七"左右、男子"二八"左右才能逐渐完善起来，所以小儿可因先天禀赋不足或后天失其充养而发生肾气不足，表现为解颅（颅缝分离，囟门不闭）、五迟、五软、遗尿等。

（2）易于变化：小儿发病，多变化迅速，一日可数变，如上午为风热表证，下午可转里，高热不退即可出现惊厥抽风、喘咳痰鸣等，天气变化时稍有不慎则受凉（易寒），受凉后易于化热而转为热证（易热），小儿夏季易感暑湿常发生泄泻（泄泻），腹泻数日或数小时候可出现伤阴、伤气，重症甚至出现亡阴、亡阳证候，说明了小儿病后易寒易热、易实易虚的特点。

（3）易于康复：小儿生机蓬勃，活力充沛，患病后若能及时正确地治疗与护理，常常很快邪退正复，较快恢复各脏腑的功能。

3. 诊治要点

小儿疾病需辨证清楚，诊断要准确，治疗要及时，用药要审慎、果敢。小儿用药特点为精、轻、清、灵、养、防。

（1）精：小儿脏腑娇嫩，选方用药宜精，药味宜少，以便药力集中，不伤害其他脏腑。

（2）轻：药量宜轻，中病即止，不可过剂。

（3）清：取气味轻清，尽量口感清爽，以疏通气机为要，且易于吞服。

（4）灵：治疗选方变通灵活，不要墨守成规，随病情变化及时变换方药。

（5）养：热病后别忘记顾护津液。

（6）防：补益药则需预防滋腻生痰。

4. 小儿杂病从脾肾论治

肾为先天之本，首先见《医宗必读》。肾为先天之本，是与脾为后天之本相对而言的。先天是指人体受胎时的胎元，《灵枢·决气》曰："两神相搏，合而成形，常先身生，是谓精。"可知"先天"是指禀受于父母的"两神相搏"之精，以及由先天之精化生的先天之气，其均由遗传而来，为人体生命的本源。其在个体生命过程中，先身而生，是后天脏腑形成及生长发育的动力。肾为先天之本，是指肾的功能是决定人体先天禀赋强弱、生长发育迟速、脏腑功能盛衰的根本。脾为后天之本，是指出后天所有的生命活动都有赖于后天的脾胃摄入营养物质而提供能量。明代著名医家张景岳曾言："脾属土，土是万物之本，故运行水谷，化津液，灌于肝、心、肺、肾诸脏，故为后天之本。"脾胃属土，位处中焦，为水谷之海、气血生化之源，是维持人体生命活动的重要器官，故脾为后天之本。对于小儿来讲，先天之本肾气未盛，而后天之本脾胃脆弱，乳食易伤，更兼其自控能力差，长辈娇纵，是以脾胃疾病患儿较成人多。脾胃失调不仅影响消化系统，还会波及肺、心、肝、肾四脏，这一点在儿科尤为突出，故脾胃不和，百病峰起，所以治疗儿科杂病时，也应首先考虑调理脾胃。

小儿在喂养过程中，稍有不慎，就容易损伤小儿脾胃，而出现呕吐、腹泻、腹痛、厌食、内热等，正如金元脾胃派李东垣提出的"内伤脾胃，百病由生"。钱乙在《小儿药证直诀》中所立各方中也体现了重视脾胃的思想，如泻黄散泻脾胃伏热、益黄散理气健脾、补脾散温中健脾。《医宗金鉴·幼儿心法书》中的五软、五迟、解颅、囟陷均选加味六味地黄丸或补中益气汤等方。因此，脾胃在小儿的生长发育过程中的重要性是不言而喻的。

5. 对小儿反复呼吸道感染的思考

从医四十余年，我发现门诊的儿童尤其以 2～7 岁较多见，就诊的主要原因大都是反复呼吸道感染，主要表现以发烧、咽痛、咳嗽、咳痰、流鼻涕、纳差、便秘者多见，多数查血常规、胸片无明显异常。多数家长经常反复奔波于各大医院输液及雾化治疗，症状虽很快得到缓解，但是患儿患病的次数越来越多，且病情一次比一次重，使儿童和家长身心疲惫，苦不堪言，因此求助于中医中药治疗。因儿童年龄较小，对于中医中药的认识不足，开始用药时会有抵触心理，但是在家长的鼓励和教育下，多数儿童对于中医中药的认识逐步加深，并深深地爱上了中医、中药。

我认为小儿生理特点为脏腑娇嫩，形气未充，生机蓬勃，发育迅速，属于至阴至阳之体。小儿反复呼吸道感染的病位主在肺、脾，主要是由于肺脾两虚所导致。发作期的病机主要是感受外邪、郁闭肺络。治疗须以宣肺祛邪为主。久病子盗母气，脾的运化功能会受到影响，母强才能子壮，因此补脾土尤为重要，所以缓解期的治疗重在健脾，兼治他证。其兼证主要包括夹痰、夹积、夹惊。主要的治疗方案如下：

（1）发作期：因患儿为纯阳之体，其呼吸道感染多为风热犯肺证，主要临床表现为发热、咳嗽、流涕、打喷嚏、咽痛、脉浮等症状。治当祛风清热宣肺。方选板连花汤（板蓝根、连翘、金银花、桔梗、生甘草）加减。发热较重者加生石膏（重用）、小量柴胡、黄芩；大便不通者加紫菀、杏仁宣肺通便；有发作性咳嗽、鼻塞、流鼻涕者加荆芥、防风、蝉蜕、五味子、乌梅等；以咳嗽为主要症状者加桑叶、菊花；以咽痛为主的加木蝴蝶、连翘、牛蒡子等；食积者加炒莱菔子、鸡内金、焦三仙等；食积严重者加三甲散；亦可以有受风寒者，表现为恶寒、咳喘、流清涕者，给予三拗汤（炙麻黄、杏仁、炙甘草）。

（2）缓解期：缓解期以健脾培土生金为主，兼防传变。其主方以补中益气汤合三甲散加减（制龟甲、制鳖甲、炮甲珠）为主，亦可以辨证应用四君子汤、玉屏风散、小柴胡汤、参赭镇气汤等固护正气，预防传变。

平素的生活起居注意事项：①少吃寒凉、生冷的食物，防损伤脾胃；②少吹空调、风扇，即使是在炎热的夏天也要穿背心，不能光背，防损一身之阳气（督脉、膀胱经皆在背部）；③小儿宜少吃，若口中有异味、有积食时，可揉腹通大便，消食化积；④小儿反复咳嗽的家庭要常备鲜竹沥液体以清热化痰止咳；⑤不要滥用抗生素，有特殊情况要及时到医院就医；⑥家长应做好榜样，让孩子遵守的习惯和规则，家长自身也要保持。

6. 对小儿哮喘治疗的体会

哮喘是儿科常见的反复发作的哮鸣气喘性肺系疾病。《症因脉治》所云："哮喘之因，痰饮内伏，结于窠穴。"因小儿家族体质有异，形成特禀质，即今所谓过敏性体质，宿痰、伏风内伏于肺，肺为娇脏，遇诱因（外风、气味、花粉、饮食等）引触，则风痰阻于气道，气道挛急，肺失肃降，肺气上逆，导致发作性痰鸣气喘。小儿脾常不足，痰湿易生，伏风与痰饮胶结，致使风难去而痰难消，故哮喘难以根除，常常反复发作，治疗时往往发作期治其标，平稳期治其本。鉴于小儿为纯阳之体，所患病热最多，又小儿脏腑娇嫩，抵御外邪能力薄弱，即易受寒受风，加之小儿贪食积热，故小儿哮喘以肺胃壅热、感受风寒、引动内伏之风痰，出现寒包热者多，纯寒、纯热者少。因此，临床治疗中，我常常在发作期采用宣肺平喘、泻肺解痉的加味麻杏石甘汤，平稳期用补肾纳气、培土生金、降逆平喘的加味参赭镇气汤治疗，效果满意，复发率低。

7. 对小儿多涎症的体会

小儿流涎症是属于幼童常见症状之一，是口涎不自觉地从口中流溢出来的病症，因涎水留滞于颐（面颊、腮部），故又称"滞颐"。

唾液含有不少对人体有益的成分，古人称其为"琼浆玉液""华池之水"。《养性延命录》指出："食玉泉者，令人延年，除百病。"古代叩齿咽唾液的养生法是普遍适用的。现代医学亦认为唾液有很多重要作用，诸如润滑、浸湿、稀释、消化、抗菌、止血、治伤、防癌、抗衰等。虽然唾液有诸多作用，但小儿多涎为病理状态，所以治疗小儿流涎尤为重要。

小儿多涎病症名出自《太平圣惠方》卷八十九，多由脾热伤蒸或脾胃虚寒，升降失常，运化无力所致。若涎多黏稠而臭，为脾热，治宜清脾泻热，用泻黄散；若涎多清稀，为虚寒，治以温中健脾，用理中汤加减，我常常用加味止涎汤化裁治疗，效果灵验。

8. 小儿泄泻的治疗体会

小儿泄泻是以大便次数增多，性质稀薄或如水样为特征的一种小儿常见病。一般中医认为泄泻多系脾胃被水湿所侵，脾土之气不胜水湿，以致水湿下走大肠而成。又因小儿脏腑稚嫩，脾常不足，饮食不节，或感受外邪等均可导致脾虚湿盛而发生泄泻，故年龄幼小者表现更为突出，多见于婴幼儿。《幼幼集成·泄泻证治》言："夫泄泻之本，无不由于脾胃。"《片玉新书·泄泻门》言："泄泻属于湿。"所以小儿泄泻的病位在脾胃，病理因素为湿滞。我常常用加味七味白术汤治疗小儿脾虚泄泻。

9. 小儿遗尿的治疗体会

小儿遗尿是指3岁以上小儿睡后不能控制排尿，不自觉尿床，且每周尿床两次以上，并持续3个月甚至更久的现象。本病临床上并不少见。该病对患儿的身心健康及生长发育有较大影响，随着患儿的生长，这种负面影响愈加明显，出现患儿自卑、家长焦虑的情况，中医在辨证治疗本病方面有着独到之处。

《素问·宣明五气》中说："膀胱……不约为遗尿。"《张氏医通·遗尿》中云："膀胱者，州都之官，津液藏焉，卧则阳气内收，肾与膀胱之气虚寒，并不能约制，故睡中遗尿。"小儿脏腑娇嫩，形气未充，五脏皆成而未全，全而未壮，故小儿遗尿以脾肾两虚证型多见。脾主运化，脾虚健运失常，则中焦生湿生痰，痰蒙清窍，致脑窍闭塞；肾司二阴，膀胱储存尿液，肾精不足，封藏不固，开阖失职，致膀胱气化不利，则小便自遗，脑窍闭塞，故出现夜尿清长而不能自醒，或不易唤醒。另外少见一型为内有郁热或肝胆湿热，常煎迫津液下注膀胱，故在睡中遗尿，黄臭而腥臊。总之，我认为小儿遗尿的病机为脏腑娇嫩，脾肾两虚，经脉未盛，气血未充，智力未全，对排尿自控能力差以致决渎失司，津液不藏而外泄。治疗以健脾益肾、醒脑缩尿为主，方用自拟小儿缩泉丸。

第三章　经验良方

一、呼吸系统疾病

1. 板连花汤

【组成】板蓝根 15g，连翘 12g，金银花 10g，桔梗 10g，荆芥 6g，甘草 9g。

【功效】清热解毒，透表祛邪。

【主治】温热病邪侵袭机体。临床表现为全身酸痛，鼻流黄涕或浊涕，咽痛，腮肿，咳嗽，气喘，舌质红，苔薄黄或黄腻，脉浮数或弦数者。感冒、流感、流型性腮腺炎、急性淋巴结炎、急性咽炎、急性喉炎、急性鼻炎、急性气管炎、肺炎等疾病属于温热证者均可用本方加减。

【方解】我区气候温燥，温热病邪常常乘人体之虚，袭而为病，可表现为以上病症。方中板蓝根为君药，清热解毒；连翘、金银花合为臣药，清热解毒，透表祛邪；桔梗为佐药，辛散苦泄，质轻升浮，善于升提肺气，解毒，祛痰利咽；荆芥为佐使药，辛、平，火郁发之，散风热，清头目，启门驱贼；甘草为使药，清热解毒，化痰止咳，调和诸药。

【加减】喷嚏、流清涕加防风、柴胡；流黄涕加鹅不食草、薄荷、白芷；咳嗽加桑叶、黄芩、杏仁、百部；喘者加炙麻黄、生石膏、杏仁；纳差、恶心加竹茹、半夏、生姜、陈皮、大枣；头痛加菊花、川芎、白芷、延胡索、蔓荆子；发热加柴胡、生石膏、黄芩、蝉蜕；腮肿者加柴胡、青黛、蝉蜕、玄参；颌下淋巴结肿者加玄参、猫爪草、生牡蛎、浙贝母；咽痛咽肿者加牛蒡子、山豆根、马勃；大便干结加大黄；往来寒热、口苦咽干、纳差欲呕加柴胡、黄芩、干姜、党参；肺阴虚者加沙参、麦冬、贝母、瓜蒌；痰多者加半夏、陈皮、茯苓、干姜、白芥子。

【注意事项】血压高者去麻黄（现代研究证明，麻黄具有升高血压的作用）。此方适用于上呼吸道感染的急性期。

【验案举例】

案例 1

刘某，女，6 岁，2017 年 6 月 10 日初诊。

主因"发热，咽痛 3 天"来诊。体温 38.3℃，咽部扁桃体化脓如黄豆大，有滤泡增生，血常规白细胞为 13.8×10^9/L，大便 3 日未行，口臭。舌质红，苔黄腻，脉浮数。诊断：喉痹。辨证：风热犯卫证。治法：清热解毒，透表祛邪。处方：板蓝根 15g，连翘 12g，金银花 10g，桔梗 6g，牛蒡子 10g，甘草 6g，防风 6g，生石膏 60g，蝉蜕 6g，白僵蚕 6g，生大黄 2g（后下）。

服用此方 1 剂，大便得通，体温下降至 37.5℃；3 剂后咽痛消失，嘱去生石膏、生大黄；再服药 3 剂扁桃体脓块消失，未服用任何西药，复查血常规白细胞为 9.6×10^9/L；再服 3 剂小柴胡汤巩固疗效，至今回访未复发。

案例 2

患儿，张某，男，7 岁，2019 年 10 月 24 日初诊。

全身皮肤散在红色斑丘疹、水疱伴发热 1 天。

患儿 3 天前无明显诱因出现发热、流涕及咽痛,最高体温 39℃,家长自行给予口服"感冒药物"(具体药物名称及剂量不详)治疗,效果欠佳,于昨日夜间患儿头面部、躯干及四肢出现散在、大小不等的红色斑丘疹,遂逐渐发展为疱疹,伴剧烈瘙痒,为求进一步诊治,故入我科。目前患儿头面部、躯干、四肢可见散在的红色斑丘疹、水疱,伴剧烈瘙痒,部分已抓破,咽痛明显,纳差,眠差,舌质红,苔黄厚腻,脉浮数。诊断:水痘。辨证:热毒犯卫证。治法:疏风清热,解表透疹,佐以健脾除湿。处方:板连花汤加减。金银花 10g,连翘 10g,板蓝根 15g,桔梗 10g,牛蒡子 10g,紫花地丁 10g,青黛 10g,葛根 10g,升麻 6g,生石膏 60g,防风 10g,荆芥 10g,白鲜皮 10g,鸡内金 10g,焦建曲 10g,生姜 6g,大枣 6g,甘草 6g。颗粒剂 2 剂,水冲 400mL,分 2 日温服。

2019 年 10 月 29 日二诊:患儿服药两天后,体温趋于正常,目前大部分水疱开始结痂,瘙痒明显减轻,咽部略充血,伴轻微咳嗽,纳可,眠佳,舌质红,苔黄白相兼,微腻,脉滑。继服用上方加减,3 剂,患儿水泡全部消失,后电话随访家长诉患儿病情痊愈,已上学,并改变了以往便秘的情况。

2. 加味止嗽汤

【组成】荆芥 10g,桔梗 12g,紫菀 10g,百部 10g,白前 10g,陈皮 10g,杏仁 10g,鸡内金 15g,炙甘草 6g。

【功效】温润解表,宣肺疏风,化痰止咳。

【主治】感冒后咳嗽,咽痒不舒,吐痰不爽,微恶风寒,舌质淡,苔薄白,脉浮缓,证属表邪未尽、肺气失宣者。

【方解】此方出自程国彭《医学心悟》"治诸般咳嗽"的止嗽散。本人用止嗽汤治疗感冒后咳嗽取效甚广,正如程国彭所言："药不贵险峻，惟其中病而已。此方系予苦心揣摩而得也，肺为娇脏，体属金，畏火恶冷均亦咳，攻击之剂即不受任，外被毛，最易受邪。"中医人士往往先用辛寒辛热之药发散表邪，西医人士则常常用寒凉之抗生素消炎解毒，但一部分患者可愈，一部分病患出现热退而久咳不止的情形，此时外邪十去八九，为余邪稽留于肺也。本方温润平和，不寒不热，既无攻击过当之弊，又有启门驱贼之势，是以邪气易散，肺气安宁。此方中荆芥疏风解表、开门除寇为君药；桔梗擅开肺气为臣药；紫菀化痰止咳，百部润肺止咳、杀虫止痒为佐药，二药温而不热，润而不寒；白前长于降气化痰，与桔梗携同一升一降；陈皮理气化痰；杏仁止咳通便，肺与大肠相表里，上开下通，肺气宣发肃降正常；使药鸡内金消食健脾，培土生金；甘草缓急和中，调和诸药，故咳嗽自止。

【加减】汗多食少加太子参、白术、茯苓、焦三仙；痰多稀薄者加款冬花、干姜、半夏；痰黏稠，难以咳出者加川贝母、百合、海浮石；干咳无痰加瓜蒌、川贝母、知母、柏子仁；咳而咽痛者加牛蒡子、薄荷；咳而喘者加桑白皮、炒苏子、地龙；咳而两胁痛者加柴胡、枳壳、白芍；咳而失气者加芍药；咳嗽而漏大便者加炒白术、山药；咳而遗尿者加茯苓、半夏；久咳面浮腹满，多涕多泪多唾者加四君子汤。

【验案举例】

裴某，男，6岁，2018年5月22日初诊。

患者反复咳嗽1月余，咳黏痰，伴咽痛，咽痒，舌淡体胖，苔白腻，脉浮数。曾在某院静脉点滴抗生素抗感染治疗5天，效差，故来我处就诊。诊断：咳嗽。辨证：风痰犯肺，余邪未除。治法：宣肺解表，化痰止咳。处方：荆芥10g，桔梗

12g，紫菀 10g，百部 10g，白前 10g，陈皮 10g，杏仁 10g，鸡内金 15g，炙甘草 6g，牛蒡子 10g，薄荷 6g（后下）。5 剂。

2018 年 5 月 28 日二诊：患者用药后咳嗽减轻，咳痰减少，咽痛消失，再给予加味止嗽汤 5 剂以兹巩固。后经其母亲告知，孩子咳嗽已经痊愈。

3. 固本化痰止咳汤

【组成】党参 12g，山药 20g，芡实 10g，杏仁 10g，桃仁 10g，橘红 10g，半夏 10g，茯苓 15g，百部 10g，炙甘草 6g。

【功效】补气固本，化痰止咳。

【主治】反复咳嗽、日久不愈，遇寒、逢冬加重，痰多稀白，气短乏力，饮食不振，腹胀便溏，腰膝酸软，口不渴，面色㿠白，舌苔白腻，脉沉细。慢性支气管炎、肺气肿等可用。

【方解】咳嗽反复出现，日久不愈，责之于肺、脾、肾。脾为生痰之源，肺为贮痰之器，肾主水，肾主纳气。脏腑功能失调，痰湿留聚，内伏于肺，肺的宣发肃降功能失常，出现咳嗽反复不愈。本方以党参补益肺脾之气，山药、芡实健脾补肾固涩；橘红、半夏、茯苓燥湿化痰，以治其本；百部温而不燥，润而不腻，对新久咳嗽都可杀虫止咳；杏仁、桃仁化痰通络，止咳平喘，并可通利大便，以助肺脏宣发肃降之功；炙甘草能益气止咳，调和诸药。总方补气固本，化痰止咳。

【加减】恶寒怕风加桂枝；咳嗽较甚，吐稀薄痰量多加葶苈子、细辛、紫菀、款冬花；气喘加炒苏子、地龙、补骨脂；腹胀胸憋加葶苈子、炒白芥子、炒莱菔子；气短自汗加黄芪、白术、防风。

【验案举例】

刘某，男，65 岁。2016 年 11 月 5 日初诊。

反复咳嗽 10 年余，劳累、受寒、异味刺激后加重。半月前因受寒后打喷嚏、流鼻涕，口服感冒药后好转，1 周后咳嗽、吐稀痰，伴乏力、纳差、腹胀，夜间加重，甚至难以入睡，舌淡体胖，边有齿痕，脉滑濡。诊断：咳嗽。辨证：痰湿蕴肺，兼脾肾两虚。处方：固本化痰止咳汤加紫菀 10g，冬花 10g，干姜 9g。5 剂，水煎服，每日 1 剂，早晚饭后口服。

2016 年 11 月 11 日二诊：患者自诉服药 3 剂后咳嗽明显减轻，吐痰量少，夜间已能入睡，5 剂后食欲明显好转，效不更方，继服上药 5 剂。

2016 年 11 月 17 日三诊：咳嗽基本控制，吐痰明显减少，腹胀消失，食欲转好，精神转佳。舌苔白，脉沉有力。为巩固疗效，继服固本化痰止咳汤 5 剂。5 月后携其孙看病，诉咳嗽未再发作。

4. 四七启膈方

【组成】半夏 10g，川朴 10g，茯苓 15g，苏梗 10g，郁金 10g，沙参 15g，丹参 30g，浙贝母 10g，砂仁 6g（后下），桔梗 10g，甘草 6g，生姜 3 片。

【功效】行气化痰，开郁散结。

【主治】咽喉部有异物感，咳之不出，咽之不下，时发时止，每逢外感后或情志不畅而加重。慢性咽炎、梅核气等可用。

【方解】本方来自医圣张仲景《金匮要略》卷下。四七启膈方即《太平惠民和剂局方》中的四七方、清代名医程国彭《医学心悟》第三卷的启膈散与柑橘汤加味而成。"梅核气"是指咽中有异物感，吐之不出，咽之不下，痰气郁结于咽喉。张仲景曰："妇人咽中如有炙脔，半夏厚朴汤主之。"咽喉为肺胃之门户，外邪易侵，情志不畅，肝失条达，气阴俱虚，津液不得输布，集聚成痰。程国彭认为"启膈散"为通噎膈开关之剂，方中半夏辛温入肺胃经，化痰散结，降逆和胃为君药；厚朴苦辛性温，下气、除满，助半夏散结降逆，浙贝母化痰散结均为臣药；沙参滋阴润燥，茯苓渗湿化痰、助脾健运，郁金行气开郁、活血散结，丹参活血养血以助散结，苏梗、桔梗合用开宣肺气、行气宽中，砂仁行气畅中、和胃降逆，均为佐药；生姜辛温散结，和胃止呕，且制半夏之毒性，甘草解毒和中，调和诸药。诸药合用，行气化痰，开郁散结，养阴生津，活血利咽，为升清降浊、润燥化痰之良方。

【加减】咽痛者加牛蒡子、菊花、金银花；咽痒者加防风、荆芥、蝉蜕；大便秘结者加大黄、桃仁；声音嘶哑者加胖大海、木蝴蝶；咳嗽者加白前、紫菀、僵蚕，去浙贝换川贝；嘈杂泛酸者加乌贼骨、白及、瓦楞子；纳差者加鸡内金、焦三仙。

【验案举例】

侯某，男，61岁，2018年8月22日初诊。

患者自诉咽部不适，吐之不出咽之不下3月余，曾在市人民医院做消化道造影未见明显异常。自行口服咽炎片、消炎药等效差。为进一步诊治，故来我处就诊。现症：咽部不适，自觉有异物，吐之不出，咽之不下，大便偏干，饮食如常。舌淡苔白略燥，脉弦。

诊断：梅核气。

辨证：痰气互阻。

治法：行气化痰，开郁散结。

处方：四七启膈方加黑芝麻10g，5剂。

2018年8月28日二诊：患者药后大便通畅，咽部不适感减轻，嘱效不更方。加减应用此方 15 剂后患者咽部不适明显减轻。嘱调节情绪，勿食辛辣油腻的食物。

5. 哮喘 1、2 号方

（1）哮喘 1 号（发作期）

【**组成**】炙麻黄 3g，杏仁 9g，生石膏 15g，桔梗 10g，炒苏子 15g，地龙 6g，桑白皮 10g，甘草 6g。

【**功效**】宣肺解表，清热化痰平喘。

【**主治**】肺热壅盛，身热不解，有汗无汗，咳逆气急，或鼻翼扇动，口渴，舌苔薄白或黄，脉浮滑数等内有热而外受寒者。

【**方解**】哮喘是指内有痰饮，复感外邪或者饮食、情志、劳倦等引发，症见呼吸气促困难，喉中有哮鸣音，严重时张口抬肩，难以平卧为主的一种疾病。哮必兼喘，而喘未必兼哮。病位在肺系，关系脾肾。病理因素以痰为主。病理性质是发作期以邪实为主、间歇期以正虚为主。治疗时发作期多宣散治标、间歇期扶正纳肾以治本。本方为《伤寒杂病论》中麻杏石甘汤加减所得，治疗哮喘发作期。历代医家方论甚繁，但大意总不出"表寒里热"。由于哮喘患者素体脾肾两虚，易感外邪，我区气候温燥，温热病邪多乘虚而入，又有宿痰伏肺，蕴久化热，易受寒而诱发，故临床上表现为寒热错杂、外寒内热之证尤多。该方既可宣肺解表，又可清热平喘。方中炙麻黄宣肺平喘为君药，以发散在表之寒；汗出而喘为里热所迫，故用石膏清肺；杏仁辅助麻黄以平喘且可通便以泻肺；桑白皮泻肺平喘，又能利尿消肿；治喘必降气，降气必化痰，炒苏子平喘止咳，化痰降气，助杏仁通便；桔梗开宣肺气，祛痰排脓；地龙解痉平喘，活血化瘀。近代临床报道，地龙单味药有解痉、抗过敏作用。甘草能益气和中，清热解毒，祛痰止咳，又能与石膏合用而生津止渴，更能调和于寒温宣降之间。故用本方加减，可有效治疗寒热错杂之发作期哮喘。

【加减】咽痛，舌红，吐黄痰或流黄涕者加金银花、连翘、鱼腥草；发热重者重用生石膏；寒热往来，口苦咽干，恶心欲吐者加柴胡、半夏、生姜、大枣；痰多稀薄色白，流清涕，恶寒重、发热轻，脉浮紧者去生石膏、桑白皮，加荆芥、防风、白前；痰多黏稠色黄，或目睛胀突，胸中烦热，口渴便秘者加瓜蒌、葶苈子、半夏、黄连、大黄等；痰多稀薄色白，咳吐顺利，喘而胸满闷窒，舌质淡，苔白厚腻，脉滑者去炙麻黄、生石膏，加白芥子、炒莱菔子、半夏、陈皮、茯苓等；每遇情志刺激而诱发哮喘者，去炙麻黄、生石膏，加木香、枳壳、沉香、槟榔等。

（2）哮喘2号方（间歇期）

【组成】党参15g，代赭石30g，芡实10g，山药30g，山萸肉10g，生龙骨20g，生牡蛎30g，补骨脂10g，地龙10g，茯苓15g，五味子10g，炒苏子12g，白果9g。

【功效】补气敛肺，降气平喘。

【主治】阴阳两虚，喘逆急促，有将脱之势，亦治肾虚不摄，冲气上干，致胃气不降之满闷。支气管哮喘、喘息性支气管炎、肺心病及其他肺系过敏性疾患所致的哮喘可用。

【方解】哮喘2号方为主治哮喘间歇期（缓解期及恢复期）之扶正固本的治本方剂，由张锡纯《医学衷中参西录》的"参赭镇气汤"化裁而来。方中党参补气，重用代赭石镇胃气上逆，开胸膈，坠痰涎，止呕吐，通燥结，二药合并能救气分之脱；山药平补脾、肺、肾，为虚劳之要药；山萸肉补肾助阳；

补骨脂补肾温脾，又可纳气定喘，合生龙牡、芡实、五味子益肾而收敛元气；茯苓配党参、山药健脾利湿，又可养心安神；治喘必降气，降气必化痰，炒苏子降肺利膈、化痰平喘；久病必瘀，选地龙散瘀解痉、利水、平喘。诸药合用共奏益气敛肺，降气平喘的作用。本方屡用屡效，能增强人体免疫力，可明显减少哮喘的发作次数。

【加减】肺热者加桑白皮、黄芩；哮喘明显，或痰稀薄且多者加葶苈子、车前子、大枣；痰黏稠且多者加瓜蒌、鱼腥草、桔梗；痰少、难咳者加川贝母、海浮石；纳差、恶心者加半夏、陈皮、鸡内金、生姜；动则喘甚者加黄芪、葶苈子、车前子；水凌心肺者加附子、生姜，合葶苈大枣泻肺汤。

【验案举例】

贺某，女，69岁，2017年12月27日初诊。

主因"慢性支气管炎10年余，受风寒后复发3天"来诊。咳逆气急，喘息不已，甚则不能平卧，咳吐黏稠痰，鼻翼扇动，恶寒口渴，纳差乏力，舌苔薄黄白相兼，脉浮数。

诊断：哮证（发作期）。

辨证：风寒束表，内有蕴热。

治法：解表散寒，泻肺平喘。

处方：哮喘1号加鸡内金15g，丹参20g，瓜蒌10g，黄芩10g。7剂，水煎服，早晚分服。

2018年1月3日患者来诊，咳喘、咳痰较前明显好转，但动则加重，夜间休息平稳，腰膝酸软，舌淡苔白，脉沉细。诊断为哮证（缓解期），治当补气敛肺，降气平喘。处以哮喘2号方加减，以固本。

用哮喘2号方加减治疗2月余，患者喘证明显好转，发作次数减少。后每年的春秋季节，患者都会前来巩固治疗，大大减少了发作次数，减轻了患者的痛苦。

二、消化系统疾病

1. 温胆复胃汤

【组成】半夏10g，茯苓10g，枳壳10g，竹茹10g，陈皮10g，白及15g，乌贼骨20g，浙贝母10g，延胡索10～15g，蒲公英20g，生姜10g，甘草6g。

【功效】利胆和胃，化痰祛瘀，敛疮生肌，制酸止痛。

【主治】胃炎、食管炎、消化性溃疡、胆囊炎等属湿热瘀阻、肝脾不和型者可辨证加减。主要表现为胃痛、脘腹胀满日久不愈，反酸纳减，呃逆，嗳气，面黄形瘦，吐血便血，舌淡体胖，苔腻黄白相兼，脉弦或沉细或滑数。

【方解】胃病多由情志不舒，饮食不慎导致肝胃不和，湿热中阻，气滞血瘀，痰瘀成疡而成。故治疗当以利胆和胃、化瘀祛浊、敛疮生肌、制酸止痛。本方以孙思邈《备急千金要方·胆腑》的中"温胆汤"化裁而成。《黄帝内经》云："胆为中精之腑……凡十一脏取决于胆也。"若肝胆功能失常，胆的分泌与排泄受阻，就会影响脾胃的消化功能，而出现厌食、腹胀、腹泻等消化不良症状。胆腑以清净为顺，喜和而恶郁，纵观温胆汤，方中半夏辛温，燥湿化痰，和胃止呕为君，竹茹甘而微寒为臣药，半夏、竹茹相伍，一温一凉，化痰和胃，止呕除烦；枳壳辛苦微寒，降气消积，除胀为佐，陈皮与枳壳相合而理气化痰之力增；茯苓健脾渗湿，以杜生痰之源；生姜调和脾胃，且可兼制半夏之毒；甘草调和诸药为使；针对消化性疾病的病理变化，配伍蒲公英清热解毒（药理研究证明蒲公英有消除幽门螺杆菌的作用）；乌贼骨、白及托疮生肌，制酸止痛，是治疗溃疡的主药；延胡索镇静止痛。总方利胆和胃、化痰祛瘀、制酸止痛、敛疮生肌，一温一凉，辛开苦降，能使清气升，浊阴降，是治疗消化性疾病的有效方剂。

【加减】口干、口苦、胃灼热、反酸加黄连、吴茱萸；胃痛、泛酸明显加瓦楞子、浙贝母；十二肠溃疡伴不全梗阻加生蒲黄、五灵脂、制大黄、芒硝；胃痛隐隐，痛有定处，喜温喜按，面黄肌瘦，吐血便血，舌暗，苔白，脉沉弦，加黄芪、桂枝、白芍、山药；胃脘胀痛，痛引两胁加柴胡、佛手、川楝子、川朴、炒莱菔子。

【验案举例】

案例1

丁某，女，53岁，2015年12月11日来诊。

主因反复脘腹疼痛2年，加重半月，伴胸胁窜痛，泛酸，胃灼热，口吐涎，舌苔黄腻，脉弦数。诊断为胃痛。辨证属湿热瘀阻。在市医院做胃镜：十二指肠球部溃疡伴糜烂。给予温胆复胃汤加减治疗5剂后，患者疼痛明显缓解。为进一步巩固治疗，继服此方10剂后，疼痛消失，泛酸、胃灼热较前明显好转。偶有饮食不节而复发。再调上方二十余剂，半年后复查胃镜：未见明显异常。

案例2

韩某，男，49岁，2013年12月16日来诊。

主因反复胃脘隐痛10余年，伴胃灼热，泛酸，腹胀，舌边尖红，苔白腻，左脉弦、右脉弱。2013年在某医院做胃镜：食管炎、慢性非萎缩性胃炎伴肠化生、十二指肠溃疡、Hp（－）。服用溃疡胶囊、奥美拉唑、康复新液等效差。为求进一步诊治来我科就诊。诊断为胃痛。辨证属湿热瘀阻型。给予温胆复胃汤加黄连 6g，吴茱萸 2g，莪术 10g，鸡内金 15g。服药 6 剂后，患者自觉胃脘疼痛明显缓解，胃灼热、泛酸减少，时有腹胀，情绪波动加重，舌苔白，脉弦。继用上方减黄连 3g，加柴胡 10g、川楝子 10g、佛手 10g。用上方加减三十余剂后，患者疼痛泛酸基本消失，腹胀除，食欲增，1 年后复查胃镜：食管炎、胃炎、胃部肠化生消失。后因患者出现口吐涎沫、胃脘受凉后隐痛，再次来诊治，查看舌脉。辨证为中焦虚寒证，给予吴茱萸汤加香砂六君子汤温胃散寒，健脾开胃。加减用药十余剂后，患者诸症消失。

2. 加味丹参饮

【组成】丹参 30g，檀香 3g，砂仁 6g，延胡索 15g，川楝子 10g，生白芍 30g，吴茱萸 3g，枳壳 10g，炙甘草 10g，生姜 10g，大枣 3 枚。

【功效】理气活血，和胃止痛。

【主治】因饱食、受寒、生气后突然出现上腹部疼痛，呈阵发性绞痛，痛有定处，拒按，伴恶心、呕吐等反复发作不愈，舌暗，有瘀斑。西医诊断为胃痉挛、肠痉挛等，可参考治疗。

【方解】引起胃痉挛的原因很多，如胃炎、胃溃疡、胆汁反流等，另外七情、饮食、受寒等因素都会发生胃痉挛，中医属"胃痛"范畴。病机属于风寒邪气客胃、饮食不节或嗜食生冷、辛辣，或情志失调、忧思烦虑，导致肝气郁结，横逆犯胃，胃失和降，气机郁滞，不通则痛。主方丹参饮出自清代名医陈修园的《时方歌括》，组方在丹参活血化瘀的基础上辅以檀香和砂仁之理气要药，可达到行气活血、祛瘀止痛的目的，是治疗胃痛的有效方剂；川楝子、延胡索、生白芍、炙甘草柔肝养阴，理气活血止痛，对胃肠生物电有抑制作用；吴茱萸温胃散寒，温中止呕；枳壳理气宽中，行滞消胀；大枣、生姜和中养胃。总方理气活血，温中止痛。

【加减】舌苔白，纳差，腹泻加炒白术、茯苓；便秘改枳壳为枳实，加槟榔、生大黄；呕吐加竹茹、代赭石；受寒后加重加高良姜、桂枝；痛引两胁、情志不畅加柴胡、木香；舌苔黄腻，反酸，胃灼热加黄连、蒲公英；反酸重加乌贼骨、白及、煅瓦楞子；痛甚，舌暗或舌边有瘀点加生蒲黄、五灵脂。

【验案举例】

案例1

王某，女，33岁，2010年5月13日就诊。

患者10天前因与家人争吵生气后突然出现上腹部疼痛，呈阵发性绞痛，伴恶心、呕吐。市医院检查诊断为"胃痉挛"。给予解痉止痛药及静脉点滴抗生素效差。经人介绍来我科就诊。症见：痛苦面容、弯腰抱腹，胃痛难忍，伴恶心、呕吐、便秘。舌红、苔白、脉弦紧。体温36.6℃，心电图正常，腹部B超未见明显异常。诊断为胃痛。辨证为肝气犯胃，胃络瘀阻。给予加味丹参饮加柴胡10g，生大黄6g，槟榔10g，代赭石30g，竹茹10g。3剂，温热频服。患者服药1剂后大便痛、腹痛止，恶心、呕吐明显缓解。继服2剂后，诸症消失。随访半年后无复发。

案例2

赵某，女，40岁，农民。2015年3月20日就诊。

患者半月前因空腹吃2个凉梨后突发胃脘绞痛难忍，在当地卫生院静脉输注抗生素半月无效，经人介绍来我科就诊。症见：面色憔悴，精神不振，弯腰，双手抱腹，步履维艰，需他人扶持，舌质暗，苔滑腻，脉弦细。因家境贫寒无经济能力住院治疗，要求门诊中药治疗。给予丹参饮加味汤，加高良姜 10g、木香 10g，1 剂。当夜住亲戚家观察，如疼痛加重再行住院治疗。不料，患者第二日来告，昨日肠鸣、腹泻 2 次，痛止。为巩固疗效，再服此方加减 5 剂而痊愈。

3. 慢性萎缩性胃炎 1～6 号方

（1）慢萎 1 号方（加味半夏泻心汤）

【组成】半夏 10g，黄连 3g，黄芩 10g，干姜 6g，党参 15g，蒲公英 15g，乌贼骨 15g，白及 18g，延胡索 10g，鸡内金 15g，甘草 6g，大枣 3 枚。

【功效】辛开苦降，消痞散结，平调寒热。

【主治】胃脘痞满，但满不痛，泛酸，嘈杂，食凉加重，嗳气纳差，不思饮食，倦怠乏力，舌质淡，苔腻或微黄，脉弦细数。

【方解】吴鞠通的三焦辨证治疗大法为"治中焦如衡，非平不安"，中焦处于上、下焦之间，是升降出入之枢纽，故中焦有病用药须不偏不倚。可从两方面理解：一是指治疗中焦疾病，要注意祛邪气之盛而复正气之衰，使归于平；二是指治疗中焦疾病，要分消湿热，平调寒热，升清苦降，不可偏颇一边。故方中半夏辛温开泄，散结除痞；干姜辛热，温中散寒；黄芩、黄连苦寒降泄，清化湿热；党参、大枣甘温益气，补脾胃以顾其虚；乌贼骨、白及制酸生肌；延胡索散瘀止痛；鸡内金消食健脾；蒲公英味甘能补，味苦能泄，微寒能清，黄连苦寒解毒疗疮，可厚肠胃，现代研究蒲公英、黄连均有杀伤幽门螺杆菌作用，且苦寒败胃之弊少，清胃解毒疗疮优；甘草解毒和中，调和诸药。全方合用辛开苦降、寒热并用、补泻兼施，开结除痞，对慢性萎缩性胃炎偏实热者最宜。

【验案举例】

段某，女，64岁，2019年1月10日初诊。

患者胃脘疼痛间作8年余，曾在2018年10月在市人民医院做胃镜，显示慢性萎缩性胃炎伴重度肠化生，Hp（＋）。给予西药四联药物治疗2个疗程，胃脘疼痛无改善，故放弃西药"四联"治疗。为求中医诊治故来诊。现症：胃隐痛，泛酸，胃灼热，食凉加重，嗳气纳差，不思饮食，倦怠乏力，口干口苦，舌质淡，苔腻微黄，脉弦。诊断：胃痛。辨证：寒热错杂证。治法：辛开苦降、平调寒热。处方：慢萎1号方。5剂，水煎服，每日1剂，水煎服。

2019年1月15日二诊：患者胃痛明显好转，泛酸、胃灼热明显减轻，近日生气后胃脘痞满，纳差，乏力。效不更方，嘱上方加疏肝理气之柴胡10g、郁金10g。10剂。

2019年1月29日三诊：患者药后胃痛、痞满消失，偶泛酸、胃灼热，舌淡苔白。嘱继服上方10剂以巩固治疗。半年后随访，未出现明显的不适。

（2）慢萎2号方（加味柴平汤）

【组成】柴胡10g，白芍12g，黄芩10g，半夏10g，党参15g，苍术10g，陈皮10g，川朴10g，佛手10g，乌贼骨15g，白及18g，延胡索12g，甘草6g，生姜3片。

【功效】和解少阳，祛湿和胃。

【主治】少阳不和，肝气郁滞，横逆犯脾胃证。胃脘胀满，痛引两胁，嗳气反酸时作，舌质淡或略红，苔白腻，脉弦细。

【方解】柴平汤首见于《景岳全书》，以《伤寒论》小柴胡汤与《太平惠民和剂局方》平胃散合方而成。本方古人多用于治疗湿疟、食疟等病，现已普遍用于肝气郁滞、横逆犯胃证。我常常用柴平汤治疗肝胃不和的"痞满"症，或"浅表性胃炎""萎缩性胃炎"等消化性疾病。方中柴胡、白芍疏肝柔肝而不致劫其肝阴，使肝气得疏，脾胃得运；陈皮、枳壳、川厚朴理中焦之气滞，恢复脾升胃降之职；半夏、苍术祛湿醒脾；佛手疏肝和胃，利湿化痰；乌贼骨、白及、延胡索制酸生肌，散瘀止痛；党参益气养阴固本；黄芩制约诸药温燥之性；甘草和中解毒，调和诸药；生姜解半夏之毒，和中止呕。此方对"萎缩性胃炎""痞满"者疗效显著。

【验案举例】

贺某，男，53岁，2015年12月1日初诊。

主因胃脘隐痛间作5余年，伴脘腹憋胀、泛酸、胃灼热，善太息，情绪不稳，病情定时加重，偶泛酸、胃灼热，大便干结不调，舌苔白腻，脉弦。曾在2014年1月在某医院做胃镜结果为慢性萎缩性胃炎。给予奥美拉唑、胶体果胶铋等治疗，效不显。为求中医治疗故来我处就诊。诊断：胃痛。辨证：肝胃不和证。治法：疏肝和胃，行气止痛。处方：2号方加川楝子9g，香附10g。

2015年12月7日二诊：患者药后胃脘疼痛较前减轻，憋胀、泛酸、胃灼热明显缓解，大便恢复正常。效不更方，嘱继服上方10剂以兹巩固治疗。如此调养，每月15剂，连续3个月，患者状态良好，未见不适。

（3）慢萎3号方（加味黄芪建中汤）

【组成】黄芪15g，桂枝6g，白芍12g，山药15g，三七2g，白及18g，延胡索12g，生姜3片，大枣5枚，鸡内金

15g，炙甘草 6g。

【功效】温养脾胃，缓急止痛。

【主治】虚寒性胃痛，用于久病气虚里寒，面黄体瘦，腹中拘急隐痛，饥饿明显，喜温喜按，大便溏稀不成形等，舌质淡，苔白，脉虚。

【方解】黄芪建中汤是出自《金匮要略·血痹虚劳证并治》的"虚劳里急，诸不足，黄芪建中汤主之"，现代临床常用于胃及十二指肠溃疡或慢性萎缩性胃炎属于脾胃虚寒者，方中黄芪甘温补气、托疮生肌为君药；因久病多虚多瘀，配辛温之桂枝以温中散寒；又用酸寒之白芍和营敛阴；取山药补脾胃之气，养脾胃之阴，平补直入中焦，又可补肺滋肾；再加三七、白及、延胡索散瘀养血生肌；鸡内金消食健脾；生姜、大枣、炙甘草和而建立中气，炙甘草配白芍酸甘化阴，缓急止痛。诸药合用，能益脾胃，调阴阳，充气血，诸症自愈，此方对萎缩性胃炎属"虚寒性胃痛"最佳。

【验案举例】

患者王某，男，62 岁，2019 年 2 月 2 日初诊。

主因胃脘隐痛间作 5 年余，加重 1 周来诊。2018 年 12 月在当地某医院诊断为慢性萎缩性胃炎，Hp（－）。给予埃索美拉唑、丽珠得乐等药物治疗，效差，7 天前疼痛加重，为求中医调养，故来我院治疗。现症：胃痛绵绵不休，喜温喜按，空腹疼痛加重，饭后胃脘疼痛减轻，伴有泛酸，胃灼热，大便偏稀，舌质淡，苔白，脉弱。诊断：胃痛。辨证：脾胃虚寒证。治法：温中散寒，缓解止痛。处方：用加味黄芪建中汤加减，治疗 30 余剂，胃脘疼痛基本消失，大便成形。

（4）慢萎 4 号方（加味启膈散）

【组成】沙参 15g，丹参 12g，茯苓 10g，川贝母 6g，郁金 10g，砂仁 6g，生地黄 10g，麦冬 10g，玉竹 6g，三七 3g，白及 15g，荷蒂 3 个，炒谷芽 15g。

【功效】润燥养阴，解郁化痰。

【主治】咽食噎膈不顺，或食入反出，或胃脘胀痛，伴呃逆，嘈杂，口干，形体消瘦，大便略干，舌红少苔，脉弦细数。

【方解】《内经》云："三阳结为之膈。"结，结热也，热盛则干。"启膈散"出自程国彭的《医学心悟》。"噎膈"证的病因病机，不出"胃脘干燥"四字。"萎缩性胃炎"属阴虚精亏，痰气交阻，无论有无噎膈，吞咽困难均可用此方化裁治疗。方中沙参清胃润燥而不腻，麦冬、生地黄、玉竹益胃生津；丹参补血化瘀，配三七、白及而生肌；川贝母解郁化痰而不燥，配郁金开郁散结；茯苓补脾和中；砂仁化湿行气；荷蒂和胃气、升脾阳；炒谷芽健脾消谷、通肠气。诸药合用为养阴润燥、解郁化痰之良方，故此方为萎缩性胃炎属阴虚精亏、痰气交阻证之效方。

【验案举例】

杨某，男，68 岁，尧都区人，2018 年 6 月 2 日初诊。

胃脘胀满伴吞咽不利 3 年，加重 1 月。

3 年前无明显诱因出现胃脘胀满，吞咽不利，偶饮食不慎则反酸、胃灼热，患者精神差，形体廋弱，纳差，二便常，舌质红，舌体瘦，苔白，脉弦细。诊断：痞满。辨证：阴虚燥热，痰气互阻。治法：滋阴润燥，解郁化痰兼健脾和胃。处方：加味启膈散加蒲公英 20g，鸡内金 15g，焦神曲 15g。5 剂，每日 1 剂，水煎服，早晚分服。

2018年6月7日二诊：患者药后自觉咽中顺畅，胃脘胀满减轻，精神好转，面部有光泽，舌脉同前。继用6月2日方去清热解毒之蒲公英加石斛10g，麦冬10g以加强养阴润燥之功，加灵芝6g以提高患者的免疫力。5剂，每日1剂，水煎服，早晚分服。

2018年6月18日三诊：患者药后自觉吞咽不适感较前明显减轻，胃胀消失，精神进一步好转，纳香，舌淡苔白，微腻，脉弦。患者用此方加减间断治疗3月，咽部吞咽顺利，饮食及二便正常，精神佳。随访至今，整体状况良好，无不适。

（5）慢萎5号方（三姜汤）

【组成】高良姜10g，干姜9g，生姜3片，三棱10g，莪术10g，制附子6g，炙甘草6g，大枣3～5枚。

【功效】温中散寒，降逆消痞，散瘀止痛。

【主治】恶心呕吐时作，胃口常痛，伴胀满，喜热食，得温则痛减，大便偏稀或正常，舌质淡，舌体胖，苔白或微腻，脉沉细迟等。

【方解】三姜汤是我恩师崔硕老师的家传方，主要治疗里虚寒证、气血瘀滞引起的胃气上逆、呕吐、胃口痛。方中高良姜、干姜、生姜温中散寒、降逆止呕，三棱、莪术消坚开瘀、除痞止痛。张锡纯擅长使用三棱和莪术，他认为，三棱气味俱淡，微有辛意，莪术，味微苦，气微香，微有辛意，性皆微温，为化瘀血之要药，又能治心腹疼痛，胁下胀痛，一切血凝气滞之证，若与参、术、芪诸药并用，能开胃进食，调血和血。配制附子以温里散寒，且温肾阳而止痛，炙甘草、大枣和中健脾。此方屡用屡效，我常常加减用于脾胃虚寒所引发的呕吐等症，疗效显著。

【加减】食积者，去制附子，加鸡内金、焦三仙、炒莱菔子、连翘；痰湿阻滞者加半夏、茯苓、陈皮；若拒格饮食，点滴不入者，用姜水炒黄连以开之；大便闭结者，须加桃仁、当归等血药以润之，若润之不去，再提壶揭盖，用桔梗、杏仁加蜂蜜导而通之，"盖下窍开，上窍即入也"；呃逆者加代赭石、旋覆花；乏力懒言、大便稀溏者加太子参、黄芪、山药、炒白术、茯苓等；两胁窜痛者，加香附、延胡索、川楝子等。

【验案举例】

陶某，男，45岁，2018年8月21日初诊。

胃脘部冷痛时作2年，伴恶心、呃逆，腹部胀满，受凉或食冷饮后易发，常常喜温喜按，大便偏稀，四肢发凉，口唇紫暗，舌质淡白，苔薄白，脉沉细缓。诊断为慢性萎缩性胃炎，多次在三甲医院检查治疗，效不显。为求中医调理，故来我处就诊。中医诊断为胃痛。证属脾胃虚寒，寒凝气滞，胃气上逆。治宜温中散寒，降逆消痞，散寒止痛。方用自拟"三姜汤"加沉香3g、山药15g、砂仁6g、丹参30g。5剂服后胃脘冷痛明显好转，恶心、呃逆、腹胀均有所缓解，继服5剂，大便成形，随后守方加减月余后，口唇紫暗变淡，四肢变温，上症基本未再发作。

（6）慢萎6号（加减益胃汤）

【组成】麦冬15g，生地黄15g，沙参10g，白芍15g，玉竹5g，石斛10g，甘草6g。

【功效】滋养胃阴。

【主治】热病伤阴，阳明温病，胃阴损伤证。常见食欲不振，形体消瘦，口干咽燥，胃脘部灼热隐痛，大便秘结，舌红少苔，脉细数者。

【方解】胃病日久，虚火内生，灼伤胃阴，或素体阴虚火旺，胃阴不足或温病易从热化伤津，热结腑实，应用泻下剂后，热结虽解，但胃阴损伤已甚，故食欲不振，口干咽燥，胃脘部灼痛隐隐，热伤津液则便秘；脾主四肢肌肉，与胃相为表里，久病脾胃失养，则形消肌瘦；舌红少苔，脉细数均为热邪伤津之证，十二经皆禀气于胃，胃阴复则气降能食。方中重用麦冬、生地黄为君，味甘性寒，擅养阴清热、生津润燥，为甘凉益胃之上品；沙参、玉竹、石斛为臣药，养阴生津，加强麦冬、生地黄益胃养阴之力；白芍、甘草酸甘化阴，又能缓急止痛，方为佐使药。

【加减】汗多、气短者，加党参、五味子；食后胃脘胀满明显者，加陈皮、焦神曲、鸡内金；便秘明显如羊屎者，加玄参、桔梗；心烦少寐、夜梦多者，加栀子、淡豆豉、柏子仁、炒枣仁；胃痛明显者，加延胡索、五灵脂。

【验案举例】

患者王某，女，56岁，2019年3月10日初诊。

主因胃脘不适，似饥而不欲食10余年，伴泛酸，胃灼热，口燥咽干，五心烦热，乏力，气短，大便偏干，脉细涩，舌质红，镜面舌，少苔。2018年2月在市某医院诊断为慢性萎缩性胃炎伴轻度肠化生、Hp（+），给予西药四联杀菌治疗，因药后加重了胃脘疼痛不适，故终止治疗。为求中医辨证治疗，故来我处就诊。辨证为胃阴虚证。治当滋阴养胃，清热除烦。处以加减益胃汤加党参15g、五味子8g、栀子10g、淡豆豉10g、乌贼骨20g。5剂，每日1剂，水煎服，早晚分服。

2019年3月16日二诊：患者药后胃脘不适减轻，泛酸、胃灼热消失，仍似饥而不欲食，口燥咽干，五心烦热，乏力，气短明显减轻，脉细涩，舌质红，镜面舌，少苔。效不更方，嘱继服此方去乌贼骨，10 余剂。

2019 年 3 月 26 日三诊：患者药后镜面舌变为舌质略红、苔薄白，胃脘不适明显减轻，纳食香，五心烦热等明显缓解。嘱每月继服此方调理 20 余剂，3 月后，患者精神状态佳，纳香，无其他不适。

4. 加味升阳益胃汤治疗慢性腹泻

【组成】黄芪 15 ~ 30g，党参 10g，炒白术 10g，半夏 10g，黄连 6g，陈皮 10g，茯苓 10g，泽泻 10g，防风 6g，羌活 5g，独活 5g，柴胡 6g，白芍 15g，山药 15g，炙甘草 6g，生姜 3 片，大枣 3 枚。

【功效】补脾升阳，益胃清肠。

【主治】慢性胃肠炎、溃疡性结肠炎、胃肠神经官能症及肠易激综合征等，症见胃脘隐痛胀满，肠鸣辘辘，面黄形瘦，倦怠嗜卧，口苦口干，纳呆泄泻，舌淡白，苔白腻，脉沉细。

【方解】本方是由"升阳益胃汤"去人参，加党参、山药化裁而来。升阳益胃汤收录在《内外伤辨惑论》及《脾胃论》中，李东垣最善用此方治疗脾肺气虚兼湿热之泄泻。本人通过多年的临床实践，认为本方主治有三：一为单纯腹胀、午后为甚者；二为慢性胃痛纳减、形瘦者；三为肠鸣腹泻，日久不愈者。方中重用黄芪为君药，补脾益气，升举阳气；人参、白术、茯苓、甘草为四君子汤之组合，可益气健脾，助黄芪升阳除湿；陈皮、白芍、白术、防风为痛泻要方，主调肝补脾，祛湿止泻；柴胡、羌活、独活、防风均为风药，善升举阳气，且风药多燥，燥能胜湿化痰，脾阳不升，易生痰湿，风能胜湿，配半夏化痰助脾祛湿，加山药培土制水，益脾肾；黄连苦寒、泽泻甘寒，二者清热燥湿，方中是甘温补脾之方，而此两味药却为寒凉之性，在此是为去其性而取其用，用于内有湿热，或肠中湿热；生姜、大枣为药引，和肠胃、调诸药。

【加减】若有食积者，先加鸡内金、焦三仙消积导滞；泄泻次数明显增多者，可加车前子；不效欲脱者，党参换人参，加乌梅、诃子；结肠糜烂明显者，加白花蛇舌草、蒲公英；里急后重者，加木香、当归。

【验案举例】

患者王某，男，54岁，2018年10月17日初诊。

主因大便不成形半年余，加重1周来诊。

患者半年前无明显诱因出现大便不成形，甚则顽固不化，日5～6次，每天晨起5～6点如厕。先后就诊于市内多家三甲医院诊断治疗，诊断为慢性结肠炎，并给予西药治疗，效果差，仍大便稀溏，近1周加重，日6次，故来我处寻求中医治疗。现症：患者精神较差，全身乏力，腹痛即泻，肛门处重坠有不适及灼热感。舌质淡，舌体胖，苔白腻，脉弦。中医诊断：泄泻。辨证：脾胃气虚，清阳不升，湿郁生热。治法：补脾升阳，益胃清肠。处方：加味升阳益胃汤加车前子15g、诃子6g、白及6g。5剂，水煎服，每日1剂，早晚分服。

2018年10月22日二诊：患者药后腹泻明显好转，日2次，仍不成形，偶带血丝。腹痛消失，精神转好，乏力减轻。嘱上方去车前子，加生地榆清热凉血止血。5剂。

2018年10月27日三诊：患者精神转佳，乏力减轻，腹泻消失，大便日1次，大便仍偏稀，无血丝，舌淡，苔白，脉弱。辨证为脾虚湿盛证。给予参苓白术散7剂，以健脾止泻，培土治本，并给予无花果叶子适量，外用熏洗肛门，每日

1次。

2018年11月5日，患者欣喜来告，腹泻已经完全治愈，精神也转好，痔疮未再出血，能正常干活劳动。

5. 润肠通便汤

【组成】玄参30g，生地黄30g，麦冬10g，枳壳10g，川朴10g，当归12g，桃仁10g，升麻6g，桔梗6g，火麻仁15g，肉苁蓉15g。

【功效】滋阴润肠，调血通便。

【主治】肠燥便秘，大便干结如羊屎，数日一行，少腹胀痛，便后痛减，小便略黄，舌质红，少苔，脉细数。

【方解】肠燥津枯，大便干结，聚于大肠而不行，故便秘。本方重用玄参为君药，其性咸寒润下，滋阴降火，润燥生津；生地黄、麦冬甘寒滋润，壮水清热为臣药；三药合之，大补阴液津，增水行舟，配枳壳、川朴行气宽中除胀，促进肠蠕动；当归、桃仁养血活血通便；火麻仁润肠滋养通便，肉苁蓉补肾润肠通便，均为佐药；升麻、桔梗升举清阳之气，配枳壳、厚朴升清降浊为使药。全方滋润滑肠，升清降浊，对习惯性便秘、老年及产后便秘均有好的疗效，长期服用，无毒副作用。

【加减】胃脘胀满、纳呆、苔黄者，去肉苁蓉，加竹茹、半夏、陈皮、鸡内金；大便干结甚者，加大黄、芒硝，待大便通后去之；胸闷、咳嗽者，加杏仁、紫菀、瓜蒌、冬瓜仁；气虚明显，或产后便秘者，加黄芪、党参、白术；口臭或有异味者，加槟榔；小儿便秘用增液汤加黑芝麻，剂量按体重换算。

【验案举例】

患者李某，女，35岁，2018年7月18日初诊。

主因大便秘结3年余，2～5日一行，质干，如羊粪，艰涩难行，伴小腹胀满不适，口臭，舌质红，苔黄燥，脉滑。平素用酵素、通便粉等维持大便通畅。肠镜示大肠黑变病。中医诊断为便秘。辨证属阴虚肠燥。治当滋阴润肠，调血通便。处以润肠通便汤加生大黄 10g（后下）、芒硝 6g（冲服）。5 剂，每日 1 剂，水煎服。嘱大便通后去芒硝，生大黄减量。

2018 年 7 月 23 日二诊：患者药后第三日大便 1 次，质稍干，量可，腹胀痛消失，舌质略红，苔黄，脉涩。嘱上方去大黄、芒硝，5 剂。患者药后大便通畅，无其他不适，继续用此方加减 20 余剂后，大便恢复正常，腹痛消失。

6. 顽固性口疮 1 ～ 3 号方

（1）口疮 1 号方

【组成】生地黄 30g，竹叶 10g，黄连 6g，丹皮 10g，升麻 6g，当归 12g，细辛 3g，僵蚕 12g，玄参 30g，延胡索 12g，通草 6g，甘草 6g。

【功效】清心降火，清胃凉血，发郁止痛。

【主治】心火亢盛，胃火上炎之实火所致的口疮。口疮初起或反复口腔发作临床表现为口疮灼热疼痛，表面多黄白分泌物，周围鲜红微肿，心烦失眠，口苦口干、口臭，善食易饥，大便偏干，小便短赤，舌红，苔黄，脉滑数者。

【方解】方选导赤散清心泻火，导心经之热从小便而出；合清胃散清胃凉血，配细辛辛温散浮火，火郁而发之，如开其窗，如揭其被；僵蚕性味咸、辛、平，疏风泄热；延胡索、当归活血散瘀止痛；玄参性味甘、苦、咸、寒，清热养阴，解毒散结。此方偏凉，治标，见效快，但不宜久服，火败即停，随后缓则治其本。

【加减】口苦、眼糊者，加菊花 10g，蒲公英 15g，灯心草

3g；苔厚腻者，加白豆蔻 6g，藿香 10g，陈皮 10g，厚朴 10g；情绪诱发者，加柴胡 10g，郁金 10g，薄荷 6g；大便干结者，加大黄、芒硝；痞满者，加枳实 10g，厚朴 10g；痛甚者，加血竭 1g（冲服）。

（2）口疮 2 号方

【组成】生地黄 30g，竹叶 10g，通草 6g，山药 20g，山萸肉 10g，丹皮 10g，泽泻 10g，茯苓 10g，知母 10g，生石膏 10g，延胡索 12g，僵蚕 10g，细辛 3g，川牛膝 15g，甘草 6g。

【功效】滋阴降火。

【主治】阴虚火旺型。症见：口腔反复发作，疮面小，色淡红，口干咽燥，手足心热，腰膝酸软，或盗汗易饥等。舌红，少苔，少津，脉细数。

【方解】此方以导赤散泻心火，六味地黄汤滋肾水；知母苦寒，清相火；生石膏辛甘寒，能透发清热生津；细辛辛温发散，可制约知母、石膏之寒凉；延胡索、僵蚕活血化瘀，祛风止痛；川牛膝益肝肾，引火下行。此方清火而不伤正，养阴而不留邪，实为滋阴降火治本之方。

【加减】口疮不红，内火不大者，去知母、石膏；大便略干者，加玄参；心烦少寐者，加黄连、肉桂。

（3）口疮 3 号方

【组成】甘草 30g，黄芩 10g，黄连 6g，干姜 9g，党参 15g，半夏 10g，延胡索 10g，白及 15g，僵蚕 10g，细辛 3g，大枣 5 枚。

【功效】益脾胃，调寒热，祛腐生肌。

【主治】因脾虚升降失调，不能调理上下，故出现上火之口腔溃疡，下寒之大便溏泻，中焦之脾胃痞满。症见口疮淡红或不红，大而深，表面灰白，日久不愈，或此起彼伏，服寒凉药物则加重，腹胀，纳少，便溏，舌淡，体胖，苔厚腻，黄白相兼，脉浮大无力。

【方解】本方为《金匮要略》中的甘草泻心汤化裁而成，医圣张仲景用甘草泻心汤治疗狐惑病，类似于现代医学的白塞氏综合征，以口腔、眼、生殖黏膜损害为主症。因此诸多医家把甘草泻心汤作为治疗黏膜的修复剂，我常常用此方治疗顽固性口腔溃疡，效果明显。方中重用甘草取其和缓之意为君药；黄连、黄芩泻阳陷之痞热；干姜、细辛散阴凝之痞寒；半夏之辛，破客逆之上从，又可升胃中之阳气；党参补脏阴，安心神；僵蚕、延胡索活血祛风，散瘀止痛；白及去腐生肌；大枣配甘草调和脾胃。总之，全方辛开苦降，寒热并用，益胃健脾，消疮生肌，能增强机体的免疫力，修复黏膜，预防口疮复发。

【加减】心烦不安者，去细辛，加栀子、淡豆豉；口疮周围不红者，加薏苡仁、茯苓；口疮周围发红者，加栀子、丹皮；闷闷不乐者，加合欢花、郁金；白塞综合征者，去细辛，加白花蛇舌草、半枝莲。

【验案举例】

案例1

李某，女，50岁，2015年3月26日初诊。

口腔反复发作15余年，加重1月。患者15年来每逢情绪波动，或进食辛辣食物后，均出现口腔溃疡，曾在各大医院及诊所治疗，病情时好时坏，1月前因精神紧张，口疮再次复发，自服"黄连清胃丸""维生素B$_2$"片及外用"口疮贴"治疗，效果欠佳，仍此起彼伏，绵延难愈。就诊时左上唇和右下唇可见大小不等的溃疡，大者如黄豆，小者如绿豆，创面赤红，疼痛难忍，饮食受限，伴口唇肿胀，心烦少寐，口干苦欲饮，大便日一行，但便头干后稀，舌红体胖，边有齿痕，苔厚腻，黄白相兼，脉细弦数。中医诊断为口疮。辨证为心脾伏热、肝郁火旺证，属本虚标实，治宜清热燥湿，解毒散郁。方用自拟"口疮1号方"加柴胡10g、郁金10g。5剂，每日一剂，早晚温服。

2015年4月1日二诊：患者自诉服药一剂后，大便通利，量多不干，次日口疮疼痛明显减轻，3剂后心烦失眠有所改善，口疮面淡红，口唇肿胀消失，继服5剂。

2015年4月6日三诊：原口疮已愈，舌下又起米粒大小口疮，不甚红，隐痛，大便稀溏，腹满纳差，嗳气，舌淡尖红，苔白腻，脉濡弱。此为脾虚肝郁，上热下寒。宜治其本，扶土达木，调理寒热，祛湿生肌（修复黏膜）。方选自拟"口疮3号方"加郁金10g、柴胡10g，疏达肝气，继续服10剂，症状消失，半年后随访，未再复发。

案例2

王某，女，61岁，2016年10月16日初诊。

患者近2年来反复出现口疮，每因旅游外出或性急、失眠而诱发。初起为一小泡，继而溃破为小溃疡，每次经10～15天。口服微量元素及"清火药物"治疗，时效时差。目前患者舌下与左舌边可见大小不等的口疮（大于米粒，小于绿豆），溃疡周围黏膜淡红，疼痛轻微。此起彼伏半月不愈，伴口干便秘，腰困健忘，心烦多梦，手足心热，舌红，少苔，脉细数。中医诊断为口疮。辨证为阴虚火旺。治法为滋阴降火，方选自拟"口疮2号方"加玄参30g。5剂，每日一剂，早晚分服。

2016年10月21日二诊：服药5剂后，口疮疼痛明显减轻，大便通畅，心烦好转，效不更方。继续原方去石膏、知母调理10剂，未见口疮新发，睡眠踏实，手足心热退，随后用"知柏地黄丸"善后调理10余日，余症悉除。一年后带其孙看病，诉口疮未发，腰困明显减轻，健忘好转，外出不受影响。

三、心脑系统疾病

1. 舒冠汤

【组成】柴胡10g，枳壳10g，赤芍10g，生地黄15g，川芎12g，当归10g，桃仁10g，红花10g，制乳香10g，制没药10g，水蛭3g，琥珀2g（冲服），延胡索15g，桔梗10g，牛膝15g，甘草10g，木鳖子仁1个。

【功效】行气活血，通脉止痛。

【主治】气滞血瘀所致冠心病发作期（可以联合口服西药或者住院治疗，以免延误病情）。属于中医的"胸痹""心痛"范畴。主要表现为胸部刺痛，固定不移，或者胸闷心悸，时作时止，或胸痛彻背，背痛彻胸，甚者汗出肢厥，舌质暗，苔白腻，脉沉弦涩或结代。

【方解】本方为清代著名医家王清任所著《医林改错》书中的血府逐瘀汤加味而成。方中当归、赤芍、川芎、桃仁、红花均为活血祛瘀之品；水蛭破血逐瘀，通脉力雄，牛膝引药下行；柴胡疏肝解郁，升达清阳，桔梗开宣肺气，又合枳壳一升一降，开胸行气，调理气机，气行则血行；生地黄凉血养阴，当归养血活血，使瘀去不伤阴血；加乳香、没药辛、苦、温之品加强行气活血止痛的功效；加木鳖子、延胡索化瘀止痛之功效更佳；配琥珀镇惊安神，且可散瘀消肿；赤芍配甘草酸甘化阴，缓急止痛。总方行气活血，通脉止痛，祛瘀又不伤正，对于冠心病发作期的治疗大有裨益。

【加减】胸闷明显、苔白腻者，去木鳖子、乳香、没药，加瓜蒌、薤白、半夏等；四肢厥逆者，加桂枝；心悸汗出者，加生龙骨、生牡蛎；大便不通者，加大黄。

2. 养心汤

【组成】党参15g，麦冬15g，五味子10g，丹参30g，当归15g，瓜蒌15g，桔梗10g，郁金10g，木香10g，五灵脂10g，炒枣仁15g，炙甘草6g。

【功效】养心通络，化痰解郁，安神镇静。

【主治】气阴两虚、痰瘀互结型冠心病。主要表现为胸闷心悸时作，心痛彻背，或痛无定时，或胸痛、汗出，四肢厥逆，舌质暗有瘀，苔白腻，脉沉弦涩等。

【方解】冠心病多因心脏气虚血亏，痰瘀互阻而致心脉瘀滞，本病以本虚为主，标实为辅，故治疗当以养心通络、化痰解郁、安神镇静为法。方中党参补气养血，配麦冬、五味子为生脉饮之意，益气养阴能防元气耗散，改善心功能，增强冠脉流量；丹参性苦，微寒，归心肝经，有活血通络，祛瘀止痛，清心除烦，凉血消痈之功效，《本草从新》中记载"丹参补心，祛瘀生新……功兼四物（一味丹参散，功同四物）"，现代药理研究表明丹参有抑制心肌收缩，减少心肌耗氧量，增强冠脉血流量，增强微循环能力等作用，故重用丹参，祛瘀能力甚宏，配当归养血；瓜蒌，桔梗宽胸化痰；郁金辛、苦，寒，归肝、心、肺、胆经，有活血行气止痛，清心解郁之功效，为血分之气药，现代医学研究表明郁金有抗心律失常，降低血液黏稠度，改善微循环，扩张冠脉血管，增强心肌血流量等作用，配木香行气、五灵脂散瘀止痛；炒枣仁安神镇静，养血敛汗；炙甘草调中健脾，调和诸药。冠心病病人久服本方，有较好的效果。

【加减】头痛、眩晕者，加天麻、川芎、菊花、枸杞子；心前区疼痛明显者，加桃仁、红花、生蒲黄；胸闷、苔腻明显者，加半夏、薤白、橘红；腹胀明显者，加厚朴、陈皮、茯苓；阳气不足者，加桂枝、制附子、细辛；颈动脉有斑块者，加葛根、桃仁、红花。

【验案举例】

刘某，男，60岁，工人。2013年11月5日初诊。

胸憋痛间作4月余，加重1周。患者4月前因劳累过度出现胸憋、胸痛，有紧束感、压迫感，遂到临汾市人民医院住院诊治。诊断为"冠心病"，治疗月余好转出院。一周前又出现发作性心前区闷痛，有压迫感，伴头晕，每天发作2～4次，每次持续1～2分钟，自行口服丹参滴丸和单硝酸异山梨酯片可缓解。患者颜面色暗，口唇紫暗，舌质暗有瘀斑。舌苔白腻，脉弦涩。心电图示：T波低平，$V_3 \sim V_6$导联ST段均下降，下降最低达0.12mV；提示广泛性心肌缺血。在西医对症处理的同时进行中医辨证治疗。中医诊断为胸痛。辨证为气滞血瘀、胸阳不振。治宜行气活血、宣痹通阳、缓急止痛。给予舒冠汤加瓜蒌15g，薤白9g。3剂。

患者药后胸痛次数明显减少，守上方10剂后上述症状基本消失。面色红润有光泽，口唇颜色由紫色变红，舌面瘀斑变淡，脉弦细。复查心电图ST段下移、T波低平均有所回升，提示心肌供血改善。患者仍有情绪焦虑、心悸、失眠等症状，继续给予养心汤加减月余，患者精神好转，情绪稳定，无焦躁，眠安，查心电图：低平的T波恢复到正常电位，V_2、V_3、

V_5、V_6 之 ST 段下降 $0.03 \sim 0.05mV$，V_4 回到等电压线。患者病情稳定后用生黄芪 10g、丹参 10g、生山楂 6g、葛根 10g，茶饮，巩固疗效，半年后随访无胸痛大发作。

按语： 对于冠心病心绞痛的治疗，我采用急则治其标、缓则治其本的原则。用舒冠汤 1 ～ 2 号方为主加减辨证治疗，在临床中收到满意的效果。本方组成以西医辨病、中医辨证为理论基础，如方中丹参、葛根、川芎、赤芍、桃仁、红花、水蛭、瓜蒌等经现代药理研究，认为其均有扩冠脉及抗凝的作用，我认为此病发作期为气滞血瘀证，缓解期以气阴两虚证、血虚血瘀、痰气郁结为主。基于"不通则痛""不荣则痛"的中医理论，选用活血破瘀、益气养血、化痰通络之法治之，均有较好的疗效。

3. 稳心汤

【组成】党参 15g，麦冬 10g，五味子 10g，生地黄 15g，当归 12g，白芍 10g，川芎 10g，丹参 30g，桃仁 10g，红花 10g，苦参 10g，远志 10g，炒枣仁 30g，炙甘草 10g。

【功效】益气养阴，通脉安神。

【主治】心律失常。对于冠心病、病毒性心肌炎、风湿性心脏病、甲状腺功能亢进及功能性心律不齐、频繁期前收缩等症属气阴两亏者。症见心悸、怔忡、胸闷、失眠，舌质淡白或淡红，苔白腻或黄腻，脉结、代或促。

【方解】心律失常多为本虚标实。快速心律失常病机概括为"虚""瘀""热"，虚为气虚、阴血亏损，瘀为血瘀、痰浊内阻，热为血分蕴热；缓慢型心律失常病机概括为"虚""瘀""寒"，虚为气虚、阳虚，瘀为血瘀、寒凝，湿浊阻络。张仲景在《伤寒论》曾记载："伤寒，脉结、代，心动悸，炙甘草汤主之。"炙甘草汤为通阳复脉、滋阴补血之剂，近代治疗期前收缩及其他心律失常均常用此方化裁。临床观察本方对部分期前收缩或功能性病变有一定效果，但对频发期前收缩或器质性病变则疗效不佳，说明古方治今病有一定的局限性。期前收缩主要症状为心悸，产生的机理为气阴两亏、心脉瘀阻或兼寒、兼热。因心主血脉，主神志，心脏本身气血充足则推动血液在脉中畅行无阻，如因某些因素导致心脏气阴两亏，气虚血少，运行缓慢，瘀阻脉络，气来不均而致脉搏结代。故方中党参补益心气，鼓动血脉；麦冬滋养心阴；桃红四物汤配丹参养血活血，通脉散瘀血，配苦参清心经湿热，据现代研究苦参有良好的抗心律失常作用，因其苦寒，极易伤胃，可根据脾胃的情况而增减剂量；炒枣仁、远志安神镇静；五味子收敛心气；炙甘草和中复脉。本方对频发期前收缩有较好效果，一般疗效产生在 10 剂以后，故需守方服药。

【加减】快速型心律失常出现促脉，舌质红，苔黄腻者，加黄连、竹茹、桔梗；缓慢型心律失常出现结脉，舌质淡白，苔白腻者，加桂枝、薤白；失眠者，加合欢花、夜交藤、生龙牡；腹胀、反酸、纳差者，去白芍，减苦参用量，加陈皮、茯苓、厚朴、鸡内金；心前区疼痛者，加延胡索、五灵脂；头晕者，加夏枯草、菊花、枸杞子。

【验案举例】

案例 1

王某，女，40 岁，2010 年 6 月 12 日初诊。

心慌胸闷间作 2 月余，加重 10 天。患者 2 月前受凉后出现发作性心悸、胸闷，于当地医院做超声心动图及心功能检查无异常。心电图示：窦性心动过速，心率 110 次 / 分。服用普萘洛尔片、谷维素等症状稍缓解，停药后心慌又作。10 天前病情加重，为求中医调理，故来诊。现症：间断心悸、胸闷、气短、乏力，舌暗红，少苔略燥，脉沉细数。心率115次/分。中医诊断：心悸。西医诊断：窦性心动过速。中医辨证：气阴两虚，心脉失养。治法：益气养阴，安神定悸。给予稳心汤加郁金，服药7剂后心悸、胸闷症状明显好转，心率96次/分，用稳心汤加减治疗20余天后患者心率恢复正常，无明显不适。

案例2

马某，女，35岁，2012年8月10日初诊。

患者因长期口服减肥药后出现心慌。查心电图示：窦性、异位心律，频发室性早搏。心脏听诊：心率75次/分，可闻及早搏6次/分，各瓣膜未听及杂音。现症：心慌，劳累后加重，伴口干，心烦，夜梦不安，大便略干，2日1行，舌质暗红，边有瘀点，脉沉细结代。中医诊断：心悸。西医诊断：心律失常（频发早搏）。辨证：气阴两亏，瘀热互结证。治法：益气养阴，活血散瘀。方用稳心汤加黄连、瓜蒌、桔梗，加减治疗10剂后心悸明显好转，大便通利，夜寐踏实，舌质由暗变浅，瘀点减轻，脉结代。守本方加减治疗1月余，心慌减轻，症状消失，心电图恢复正常。

4. 加味三仁汤治疗心肌病

【组成】杏仁10g，白蔻仁6g，薏苡仁30g，半夏10g，竹叶10g，厚朴10g，通草6g，滑石20g（包煎），生黄芪20g，丹参20g，桃仁10g，红花10g，炙甘草6g。

【功效】宣通气机，清利湿热，益气散瘀。

【主治】湿邪为患所致的心肌炎、心肌病、心功能不全、心力衰竭、心源性肝硬化等，属于中医的"心悸""胸痹""喘证""水肿"等范畴。症见心悸，胸闷或咳喘，伴全身不同程度水肿，腹胀纳减，小便不利，或感冒劳累后加重，舌淡暗，苔腻或白或黄或黄白相兼，脉沉细或细数。

【方解】本方出自清代著名医学家吴鞠通的《温病条辨》。方中杏仁宣利上焦肺气，气行则湿化；白蔻仁芳香化湿，行气宽中，畅中焦之脾气；薏苡仁甘淡性寒，渗湿利水而健脾，使湿热从下焦而去。三仁合用，三焦分消，是为君药。滑石、通草、竹叶甘寒淡渗，加强君药利湿清热之功，是为臣药。半夏、厚朴行气化湿，散结除满，黄芪益气利水，丹参、桃仁、红花活血散瘀，均为佐药。甘草调和诸药为使。诸药合用体现了宣上、畅中、渗下、养心散瘀等法，用于治疗湿邪为患所致的心肌炎、心肌病、心功能不全等疾病。

加味三仁汤是我的恩师崔硕老师在长期的临床实践中总结出来的，并经过我多年的临床实践不断完善总结，用于治疗心肌病所致的心功能不全效佳。

【加减】外感咽痛者，去黄芪、丹参、桃红，加金银花、连翘、板蓝根、桔梗等；咳喘明显、面浮水肿者，加葶苈子、大枣；形寒肢冷、舌淡、苔白腻、脉沉细或迟者，去竹叶、滑石加桂枝、瓜蒌、制附子、炒白术等；腹胀明显者，加陈皮、茯苓、砂仁等；心悸明显者，加炒枣仁、柏子仁等；眩晕、血压偏高者，加浮萍、川牛膝、罗布麻等；血脂偏高者，加绞股蓝；同型半胱氨酸高、尿酸高者，可以去黄芪、丹参、桃仁、红花，加土茯苓、泽泻、泽兰等。

【验案举例】

韩某，女，51岁，2015年7月19日初诊。

患者1年前感冒后出现胸憋闷、心慌未诊治，1月前心慌加重，入住我市人民医院诊治，诊断为"心肌炎""心功能不全"，治疗半月后好转出院。10 天前劳累后又出现胸憋，心慌，气喘伴双下肢水肿，食欲减退，神疲乏力，故求中医诊治。舌淡暗，苔厚腻，脉沉细数。中医诊断：①胸痹；②心悸。辨证：痰湿内阻，胸阳不振。方药投以加味三仁汤，加炒葶苈子、大枣 5 枚。5 剂，每日 1 剂，水煎服，早晚分服。

2015 年 7 月 23 日二诊：患者药后水肿明显消失，胸闷、心慌、气喘较前缓解，胸部刺痛偶发，舌苔薄白微黄，脉较前有力，嘱上方加黄连 3g、全瓜蒌 15g。5 剂，用法同上。

2015 年 7 月 28 日三诊：患者胸痛消失，偶有胸闷，舌苔薄白，脉细数。继用加味三仁汤去滑石，加葛根 15g、三七冲 3g，治疗 10 余剂，2 月后查心电图提示：S-T、T 波均有所回升，胸闷、心慌气喘基本消失，可以从事轻体力活动。

5. 升压汤

（1）升压 1 号方

【组成】黄芪 20g，党参 10g，白术 10g，柴胡 6g，升麻 6g，陈皮 6g，当归 10g，桂枝 6g，枳壳 6g，鸡内金 15g，葛根 15g，炙甘草 6g。

【功效】补气养血，温阳升压。

【主治】低血压综合征，症见眩晕或晕厥，四肢乏力软弱，畏寒纳差，腹满，舌淡，苔薄白，脉细弱。

【方解】低血压主要是脾胃虚弱、气血不足所引起，此方乃脾胃派李东垣的补中益气汤加味。黄芪、党参、白术均补气健脾，脾胃为后天之本，气血生化之源，脾胃运化功能增强，气血生化自然源源不绝，故为君药；当归补血养血，温而不燥，滋而不腻，葛根甘辛凉，升阳生津，又可兼制黄芪之温燥，共为臣药；升麻、柴胡升举下陷之清阳，陈皮、枳壳理气降浊，合为佐药；桂枝温心暖土，通达血脉，鸡内金消食健脾，炙甘草益气健脾，调和诸药，共凑使药。全方升清降浊，健运结合，共奏补气养血、温阳升压之功效。

【加减】四肢厥冷明显者，加制附子，桂枝换肉桂；老年人血管硬化者，加丹参；头晕明显者，加川芎；大便溏稀者，加山药、炒白术；腹胀明显者，加厚朴、佛手；便秘者，加火麻仁，去桂枝。

（2）升压 2 号方

【组成】党参 15g，麦冬 10g，五味子 10g，桔梗 6g，黄精 15g，葛根 15g，陈皮 10g，枳壳 10g，枸杞子 15g，鸡内金15g，炙甘草 6g。

【功效】益气养阴，复脉升压。

【主治】低血压导致的心悸气短，眩晕自汗，疲惫乏力，口干喜饮，烦躁少寐，舌红苔少，脉细数。

【方解】此方乃生脉饮化裁。党参甘、平，补中益气，养血生津为君药；麦冬养阴益胃，润肺清心，黄精润肺滋阴，补脾益肾，葛根升阳生津，均为臣药；陈皮理气，防补药滋腻碍胃，五味子收敛精气，桔梗助葛根升举阳气，枳壳降气除痞，促进胃肠蠕动，枸杞子配黄精益肝肾、养精血，共为佐药；鸡内金消食积，炙甘草和中调药为使药。全方共奏益气养阴，升清降浊，复脉升压之功效。长期服用补而不腻，诸症可除。

【加减】大便干结者，加玄参、火麻仁；心烦失眠，多梦者，加栀子、淡豆豉、生龙骨；食欲不振者，加焦三仙；腹胀者，加厚朴、佛手；眩晕明显者，加川芎、炒枣仁、柏子仁。

【验案举例】

郑某，男，58 岁，2018 年 6 月 7 日初诊。

发作性眩晕 1 年余。患者一年前无明显诱因出现头晕、活动后加重，遂到市人民医院检查，测血压 90/60mmHg，头颅CT 示：脑缺血。心电图：未见明显异常。血糖、血脂皆正常。后头晕加重，就诊于北京阜外、301 医院检查诊断为颈椎椎管狭窄、低血压，给予银杏叶片等活血化瘀药治疗，效果差。近一月头晕加重，为求中医治疗而来诊。现症：头晕、乏力、心悸、口干喜饮、活动后加重，精神差，纳可，二便常。舌尖略红，苔白，脉弱。诊断：眩晕。辨证：气阴两虚，清阳不升。处方：升压 2 号方黄芪用量为 30g，去黄精、枸杞 5 剂，用法：日 1 剂，水煎服，早晚分服。

2018 年 6 月 12 日二诊：患者用药后头晕、口干减轻；仍乏力，偶心悸。嘱给予上方加桂枝 6g 以活血、温通阳气，阳生则阴长，5 剂。

2018 年 6 月 17 日三诊：患者用药后头晕明显减轻，口干乏力明显缓解，心悸未作。舌淡红，苔白，脉较前有力。嘱继续给予上方 20 剂，以兹巩固。

2018 年 7 月 2 日四诊：患者药后头晕乏力消失，血压基本恢复正常。

6. 滋阴降浊汤

【组成】玄参 30g，生地黄 20g，麦冬 10g，白芍 12g，钩藤 10g，夏枯草 10g，丹参 30g，川芎 12g，天麻 10g，泽泻 15g，茯苓 15g，代赭石 30g。

【功效】滋阴平肝，养心活络。

【主治】高血压病（或血压不高）所见眩晕，头痛，头胀（如戴帽者），耳鸣，眼憋、眼花，视物不清，心烦心悸，失眠多梦，气短，肢麻，腰膝酸软，舌红，苔薄白，或少苔，或黄腻，脉弦等。

【方解】高血压病的总病机为肝阳上亢，肝阴不足，肾精亏损，心脉失养，浊瘀闭阻。主要与心、肝、脾、肾四脏关系密切，既有三脏气阴不足的虚证，又有阳亢血瘀、痰浊闭阻之实证。故治疗方中重用玄参，滋阴清热，解毒散结，配生地黄壮肾滋水（寓《内经》中"壮水之主以制阳光"之意）；白芍柔肝平肝；麦冬滋阴养心；钩藤、夏枯草、天麻平肝镇阳；丹参活血散瘀；川芎血中之气药，善行头目，活血通窍，祛风止痛，为治头痛之要药；茯苓、泽泻利水泻浊；代赭石平肝潜阳、降逆凉血。张锡纯解释："虽降逆气而不伤正气，通燥结而毫无开破"。全方共成滋阴平肝，养心壮水，活血通脉，散结降浊之剂。

【加减】血压高、难降者，加罗布麻，地龙，石决明；血脂高者，加绞股蓝，郁金；舒张压偏高者，加决明子；头痛明显者，加延胡索，全蝎；耳鸣者，加磁石，五味子，蝉蜕；失眠严重、心烦口干者，加黄连，肉桂，夜交藤；腿软腰酸者，加桑寄生，杜仲；眼花明显者，加菊花，枸杞子；大便偏干者，加大黄，泻后停用；年轻患者，加羚羊角；舌苔白腻、痰湿重者，加半夏、炒白术。

【验案举例】

王某，男，35岁，2018年7月9日初诊。

体检时发现血压升高5年余，加重1月。血压最高时150/106mmHg，未服用任何降压药物，近1月胸憋、胸胀，测血压150/110mmHg，仍拒绝服用西药，故来中医处调理。现症：面部潮红，无头晕、恶心，有胸部憋胀不适，头闷胀，心烦失眠，舌质红，少苔。辨证为肝阴不足，肝阳上亢证。处方：

滋阴降浊汤加羚羊角 1g。5 剂，水煎服，每日 1 剂，早晚分服。

2018 年 7 月 15 日二诊：测血压 140/90mmHg，患者药后头闷胀减轻，胸部憋胀缓解，心烦亦减少，舌质红，苔薄白。嘱继服上方加罗布麻 10g，5 剂。

2018 年 7 月 20 日三诊：测血压 136/90mmHg，无其他不适，舌质红，苔白。嘱继续服用二诊方。用滋阴降浊汤加减治疗 3 月余，血压控制平稳，后随访未再出现较大波动。

7. 清热息风降浊汤治疗高血压脑病

【组成】羚羊角 1g（冲），水牛角 30g（先煎），天麻 10g（先煎），山楂 20g，葛根 20g，钩藤 15g（后下），石决明 20g，茯苓 15g，木瓜 15g，生地黄 20g，玄参 30g，白芍 15g，川牛膝 15g。脑出血初期时可配安宫牛黄丸。

【功效】清热息风，降浊开窍。

【主治】危重高血压病、高血压脑病、脑出血所致肝阳上亢，风痰热上扰清窍所致头痛、眩晕、半身不遂或抽搐、震颤，舌红，苔燥，脉弦数者，可在住院治疗的同时配合中药治疗。

【方解】本方为治疗兼有热象的肝肾阴虚、肝阳上亢、肝风内动，为清多于补的方剂。故用于危重高血压与脑出血早期配合西医治疗比较适宜，本方羚羊角、水牛角平肝息风、清热镇惊解毒为主药，配天麻、钩藤以平肝息风清热，石决明平肝潜阳、山楂降脂散瘀、葛根升阳生津均为辅药；茯苓健脾利湿，木瓜利湿降浊、舒筋活络，可兼治经脉拘挛；生地黄、玄参、白芍滋阴壮水，以制阳亢，均为佐药；川牛膝引血下行为使药。此方清降不伤正，脑出血、高血压病无论急性发作，还是慢性恢复期只要有阳亢风动，偏血热者均可使用。

【加减】有鼻鼾声者，加竹茹 12g、石菖蒲 10g、天竺黄 10g；肝火旺者，加龙胆草 6g、夏枯草 10g；大便干结者，加大黄 6g、芒硝 6g；腹胀者，加枳实 10g、厚朴 10g。

【验案举例】

李某，男，48 岁，2018 年 9 月 10 日初诊。

患者近日工作劳累，昨日早餐后无明显诱因突然出现头晕、头痛明显，右侧肢体间断性麻木、力弱，伴一过性黑蒙，站立不稳，恶心，呕吐，就诊于某医院急诊科，测血压 220/120mmHg。头颅 CT 示：未见明显异常。心电图：窦性心律，窦性心动过速，T 波低平。诊断为高血压脑病。立即给予静脉滴注降压药物降低颅内压，症状缓解，并给予苯磺酸氨氯地平片 1 片、日 1 次及倍他乐克片 1 片、日 2 次口服降压。今晨患者仍头晕头痛，症状较昨日减轻，测血压 170/100mmHg，患者面色潮红，性情急躁。主症：头晕头痛，时有肢体震颤，精神差，纳可，大便偏干，小便正常，舌红，苔燥，脉弦数。给予清热息风降浊汤加大黄 6g，5 剂，每日 1 剂，水煎服，早晚分服。

2018 年 9 月 15 日二诊：患者用药后头晕头痛明显减轻，无肢体震颤，大便通畅，日 2 次。继上方去大黄，5 剂。

2018 年 9 月 20 日复诊：患者未再头晕头痛，近期血压正常，无明显波动。

8. 化瘀滋降汤治疗脑梗死

【组成】山楂 30g，水蛭 6g，全蝎 5g，地龙 10g，防风 5g，天麻 15g，生地黄 30g，葛根 20g，川芎 10g，白芍 15g，桃仁 10g，红花 10g，制大黄 8g。

【功效】化瘀降浊，滋阴平肝，搜风通络。

【主治】脑血栓、脑梗死痰瘀风动所致的半身不遂，口眼喎斜，言语不利，肢体拘急或麻木，兼头晕目眩，舌质暗红，苔白腻或黄腻，脉弦滑等。

【方解】方中重用山楂活血化瘀，降血脂、降血压，现代研究还有明显改善心脑血管循环作用，故为君药；水蛭、全蝎、地龙均为虫类药，活血散瘀，定惊息风其力最雄，为臣药；天麻平肝，白芍柔肝，生地黄滋肾水且凉血，葛根生津同时可升举阳气、桃仁、红花、制大黄助活血通腑降浊，均为佐药；川芎为血中之气药，引药上行通达脑窍，用少量防风搜风通络为使药；全方共奏化瘀降浊，滋水平肝，搜风通络之功效。

【加减】痰盛者，加天竺黄 10g、石菖蒲 10g；心烦少寐者，加栀子 10g、珍珠母 30g；苔黄腻，脉滑数者，加黄芩 10g、胆南星 10g；大便干结者，加火麻仁 15g；大便无力者，加肉苁蓉 15g。

【验案举例】

卫某，男，68 岁，2018 年 7 月 15 日会诊。

患者 3 天前晨练过程中突然出现右侧肢体麻木，活动无力，伴头晕，一过性吐字不清，休息后好转，未予重视，下午右侧肢体活动不利症状加重，就诊于医院。行头颅 CT 示：左侧基底节区低密度影，考虑脑梗死。本人受邀参与会诊。刻下：患者右侧肢体活动障碍，语言謇涩，伴头晕，体型偏胖，大便干，舌质暗，苔白腻，脉弦滑。诊断：中风。辨证：痰瘀风动证。治法：化瘀息风，化痰通络。处方：化瘀滋降汤加石菖蒲 10g，火麻仁 15g、泽泻 10g、茯苓 10g。6 剂，水煎服，每日 1 剂。

2018 年 7 月 21 日二诊：患者药后右侧肢体活动不利，头晕较前减轻，大便通畅，小便可，舌暗，脉弦滑。效不更方，继服 7 剂。按此方辨证加减治疗 2 月余，患者右侧肢体肌力明显恢复。

9. 益气散瘀化浊汤治疗中风后遗症

【组成】黄芪 30 ～ 120g，葛根 15 ～ 30g，生山楂 15g，丹参 30g，水蛭 3g，绞股蓝 15g，远志 10g，石菖蒲 10g，茯苓 15g，泽泻 20g，甘草 6g。

【功效】补气散瘀，化浊开窍。

【主治】中风后遗症、语謇、心悸、胸痹心痛、失眠、眩晕等。现代医学"三高"症、脑血管后遗症、颈椎病、冠心病等均可参考本方加减。

【方解】黄芪补胸中大气，为君；葛根、生山楂、丹参为臣，活血化痰通络；水蛭为佐，加强逐瘀通络之功，水蛭破瘀血而不伤新血，专入血分而不伤气分（现代药理研究有扩张毛细血管，缓解小动脉痉挛，阻碍血液凝固之作用）；绞股蓝健脾清热化痰，使诸药补而不燥（现代药理研究有降血脂、调血压、防治血栓、防治心脑血管疾病、调血糖、提高免疫力的作用）；远志、石菖蒲交通心肾，化痰开窍；茯苓合泽泻健脾利湿，降浊安神；甘草和中，调和诸药。

【加减】头晕，苔白腻加天麻、半夏、川芎、白术、陈皮；痰多加半夏、陈皮、竹茹；中风后遗症，黄芪加重量，加川芎、地龙、赤芍、当归、桃仁、红花等；上肢不适加桑枝、郁金、桂枝、忍冬藤；下肢不适加牛膝、鸡血藤；口眼歪斜加蜈蚣、全蝎、白僵蚕、防风；血压高加罗布麻。

【验案举例】

案例 1：

张某，男，65 岁，退休干部。2017 年 9 月 15 日初诊。

患者两月前在晨练中突然跌倒，不能言语，口眼歪斜，不能站立，经当地人民医院诊断为"脑梗"，正规治疗一个月后能行走，但无力。正常生活可自理，现左眼闭合不利，口角歪向右侧，吐字明显不清。理疗、针灸、康复等治疗后效果均较差。血压正常，舌暗胖边有齿痕，苔白厚腻，脉弦细。给予益气散瘀化浊汤加白附子6g，天麻10g，全蝎3g，白僵蚕10g，防风10g，酒大黄6g。5剂，每日1剂，水煎服。

2017年9月21日二诊：患者服药平和，大便通畅，日2次，软便。舌苔变薄，脉同前。继服上药5剂。

2017年9月26日三诊：患者自诉左眼闭合较前有力，口角偶流涎，吐字较前好转。舌脉同前，上方去酒大黄，加鸡内金15g、益智仁10g、生黄芪60g，10剂。

2017年10月9日四诊：患者口角歪斜已不明显，吐字基本清楚，流涎较少，但行走无力，舌暗变浅，苔薄白微腻，脉略弦。效不更方，继服上方，黄芪重用90g，再服10剂，嘱多饮水，以防生黄芪温燥。1月后诸症悉除，未留下明显后遗症。

案例2：

樊某，女，76岁，2016年7月15日来诊。

发作性眩晕20年余，曾在当地人民医院住院，诊断为"后循环缺血""脑梗死""右侧锁骨下动脉起始段斑块形成""脑动脉硬化伴发管腔狭窄""颈椎病""局部椎管狭窄"。给予活血通络、改善微循环治疗后，效果欠佳，仍眩晕，经人介绍来诊。刻下：患者发作性头晕，常因劳累、情绪波动、体位改变而加重，长期失眠，饮食一般，大便秘结，小便如常，舌苔白腻，有瘀斑，脉弦。诊断：眩晕。辨证：气虚血亏、痰瘀阻窍证。治法：益气活血，逐瘀化痰，理气通窍。处方：益气散瘀化浊汤加桃仁 10g，红花 8g，当归 10g，生地黄 10g，白芍 10g，川芎 10g，天麻 10g，地龙 10g，炒枣仁 20g。6 剂，水煎服，每日 1 剂，早晚分服。

2016 年 7 月 19 日二诊：患者仍头晕、失眠较前减轻，大便通畅，小便不利，舌暗，脉弦。效不更方，继上方去制大黄，10 剂，水煎服，每日 1 剂。

2016 年 7 月 29 日三诊：患者药后头晕明显减轻，失眠明显好转，大小便恢复正常，继服益气散瘀化浊汤 10 剂巩固疗效。1 月后随访，未再发生严重的头晕现象。

10. 交泰二夏汤治疗失眠

【组成】黄连 6 ～ 9g，肉桂 3g，制半夏 9g，夏枯草 9g，丹参 30g，生龙骨 30g。

【功效】交通心肾，引阳入阴。

【主治】心火旺盛，水火不济，阳不入阴而见心烦不安，失眠多梦，腹胀口干，下肢欠温，舌暗红，或有瘀点、瘀斑，苔白微黄，或少苔，脉细弦数等。

【方解】此方由《韩氏医通》的交泰丸和《内经》中半夏秫米汤去秫米加夏枯草、丹参及生龙骨组成，方中黄连清心泻火，以制偏亢之心火为君药；肉桂温补下元以扶不足之肾阳而益肾水为臣药；生半夏辛散温燥有毒，故选用制半夏，主入脾胃兼入肺，能行水湿，降逆气。据《礼记·月令》记载："五月半夏生，盖当夏之半也。"其生当夏季之半，即夏至前后，夏至一阴生，为大自然阴阳交会之期，取象比类，格物致知，半夏可引阳入阴而使阴阳交会的药物。《本经疏证》云："半夏味辛气平，体滑性燥，故其为用，辛取其开结，平取其上逆，滑取其入阴，燥取其助阳。而生于阳长之会，成于阴生之交，故其为功，能使人身正气自阳入阴。"《本草纲目》记载："半夏治腹胀，目不得瞑。"夏枯草，苦、辛、寒，归肝胆经，长于夏季暑气正浓之时，到长夏季节就会因成熟而枯萎。大多数植物都是在入秋之后才枯萎，而此药独禀天地之气，提前枯黄，能将金秋肃杀之气提前，所以它具有清肝火，散瘀结的作用。肝火得清，则能吸引阳气入阴，因此对阳不入阴、肝火亢盛的失眠病人，半夏配夏枯草，疗效特佳，故为佐药；丹参活血散瘀，除烦安神，生龙骨镇静安神，均为使药。此方寒温并用，辛开苦降，阳能入阴，阴平阳秘，失眠能除，精神乃治，辨证加减治疗各种失眠均可得心应手。

【加减】心脾两亏，难以入眠者，先服交泰二夏汤数剂后，服归脾丸加炒枣仁20g、柏子仁15g；阴虚火旺型，心悸不安，心烦不寐，口干津少者，先服交泰二夏汤数剂后，再服天王补心丹加味；胆火扰心型，口苦咽干，急躁难寐，交泰二夏汤合温胆汤加珍珠母30g；食积中阻型，交泰二夏汤合保和丸加安神药；青年烦躁不寐型，交泰二夏汤合血府逐瘀汤加安神药；肝郁脾虚型，交泰二夏汤合逍遥散加桃仁10g；失眠兼有口疮者，交泰二夏汤合琥珀3g、僵蚕10g；顽固不寐，彻夜难眠者，交泰二夏汤合癫狂梦醒汤。

【验案举例】
张某，女，38岁，2019年7月7日初诊。
主因失眠多梦间作1年余，加重3天来诊。曾先后间断服用安定控制失眠，效果欠佳。现症：失眠，可睡3小时，入睡困难，梦扰纷纭，夜间易醒，心烦，白天极度困乏，腰膝酸软，舌质红，苔白腻，脉数。诊断：不寐。辨证：心肾不交，阳不入阴证。治法：交通心肾，引阳入阴。处方：交泰二夏汤加琥珀 1g，柏子仁 10g，茯神 15g。5 剂，每日 1 剂，水煎服，早晚分服。

2019 年 7 月 12 日二诊：患者药后睡眠质量提高，入睡后梦减少，晨起发困减少，腰膝酸软减轻。效不更方，嘱继续服用此方 5 剂。

2019 年 7 月 17 日三诊：患者睡眠质量明显好转，生气后又会心烦、眠差，给予逍遥散加炒枣仁 20g、远志 10g 调理月余，失眠消失。

11. 加味癫狂梦醒汤治疗顽固性失眠

【组成】桃仁 20g，香附 10g，丹参 30g，青陈皮各 10g，柴胡 10g，半夏 10g，通草 6g，大腹皮 15g，赤芍 10g，桑白皮 15g，炒苏子 12g，炙甘草 30g，生龙骨 30g，代赭石 30g（先煎）。

【功效】活血理气，解郁化痰，安神定志。

【主治】不寐。主要表现为顽固性失眠，甚至彻夜难以入睡，心烦、急躁易怒伴胃脘不适，大便干燥，面色晦滞，舌质紫暗，舌下脉络瘀阻，脉沉涩。

【方解】此方适合顽固性失眠。久病气滞血瘀，心脉瘀阻。因此重用桃仁、丹参、赤芍活血化瘀；柴胡、香附疏肝解郁；青皮、陈皮开胸理气；半夏、紫苏子化痰降逆，散结消瘀；桑白皮清泻肺热，降气消痰；通草、大腹皮利水渗湿；代赭石苦、甘、微寒，平肝潜阳，重镇降逆，配生龙骨重镇安神；重用甘草和中缓急。诸药配伍使得瘀血祛，气滞行，痰湿化，神志自安。

【加减】便秘加芒硝 6～9g、生大黄 6～10g；半夜易醒，小便频数加琥珀 3g、益智仁 10g；更年期患者加百合 20g、地黄 10g。

【验案举例】

案例 1

李某，女，52 岁，2016 年 4 月 5 日来诊。

失眠烦躁反复发作 4 年余，伴双侧太阳穴刺痛，一天只能睡 1～3 小时，甚至彻夜难眠。现服用地西泮每日 3 片、黛力新 1 片等多种镇静安神药。现患者目光呆滞，眼圈紫暗，舌紫暗，苔白腻，脉弦。辨证为气滞血瘀痰阻证。治法：疏肝理气，化痰开瘀，安神定志。处方：加味癫狂梦醒汤加琥珀 5g。嘱安定逐渐减量。

2016 年 4 月 10 日二诊：用药 5 剂后，患者睡眠质量明显提高，可睡 4 小时左右。效不更方，继服上药 5 剂。

2016 年 4 月 20 日三诊：患者自觉口干，舌苔白，脉弦。嘱停用黛力新、安定。保持心情舒畅，适度锻炼。继服上方加琥珀 3g，5 剂。

2016 年 4 月 29 日四诊：患者睡眠质量明显好转，偶失眠一次，伴头痛，口中有异味，舌尖红，舌苔白腻，脉弦细。辨证为肝郁脾虚内热证。治法：疏肝健脾，清热安神。处方：丹栀逍遥散加远志 10g，柏子仁 10g，琥珀 3g，百合 20g，肉桂 3g，黄连 6g。5 剂。

为巩固疗效，继服用甘麦大枣汤合百合地黄汤 10 剂。1 年后其妹妹来诊，诉姐姐一直以来睡眠安好，未服镇静药。

案例 2

毛某，女，65 岁，2017 年 8 月 17 日来诊。

顽固性失眠反复发作十余年，加重 2 周。曾在多家医院神经内科诊治，诊断为失眠、焦虑抑郁状态，给予安神助神及抗焦虑抑郁药物治疗 2 年后效差。患者精神差，目光呆滞，彻夜难眠，仅可睡 2～3 小时，心烦易怒，伴腹胀，胃灼热泛酸，舌暗，苔白腻，脉弦。既往肠内多发性息肉病史。中医诊断：不寐。辨证：气滞血瘀痰阻证。治法：理气化痰，解郁安神。处方：加味癫狂梦醒汤加黄连 6g，乌贼骨 20g 以清心除烦、制酸。5 剂，水煎服，每日 1 剂。

2017 年 8 月 25 日二诊：患者药后失眠明显好转，可以睡 5 小时，心烦易怒较前好转，胃灼热泛酸明显减轻，自觉右侧肩背部疼痛不适，舌暗，苔白腻，脉弦。效不更方，继上方去桑白皮、黄连加莪术、片姜黄、延胡索以理气通络、祛风除痹，5 剂。

2017 年 9 月 25 日三诊：患者药后失眠进一步好转，肩背部不适感较前减轻，精神转佳，饮食不慎后出现恶心、呃逆，胃灼热，腹胀，舌暗，舌尖红，苔白微腻、水滑，脉弦。辨证：寒热错杂证。治法：调和寒热。处方：半夏 10g，黄芩 10g，黄连 6g，干姜 6g，党参 15g，蒲公英 20g，陈皮 10g，茯苓 10g，乌贼骨 20g，白及 10g，延胡索 10g，焦三仙各 15g，鸡内金 10g，甘草 6g，生姜 10g，大枣 10g。二十余剂，以调理脾胃，胃不和则卧不安，脾胃壮实，四肢安宁，脾胃虚弱，百病峰起，故调理脾胃者，医中之王道也。半年后随访，未再出现严重的失眠现象。

12. 加味散偏汤治疗顽固性头痛

【组成】川芎 30g，白芍 15g，白芷 10g，炒白芥子 6g，柴胡 10g，制香附 10g，郁李仁 6g，醋延胡索 15g，细辛 3g，炒枣仁 30g，全蝎 3～6g，生甘草 3g。

【功效】祛风止痛，疏肝解郁。

【主治】血管神经性头痛、三叉神经痛属于郁气不畅，风邪袭于少阳经者。发作性头痛，大多数为一侧，少数为两侧，呈较剧烈的胀痛、跳痛和刺痛，持续时间为数小时或 1～3 天，反复发作，间隔数日或数周不等。常常因感受风邪及寒邪、过劳、情绪波动而诱发，部分无明显诱因。并伴有恶心呕吐，头晕目胀，心烦易怒，胃纳不振等症状，约半数患者舌边尖可见瘀点或瘀斑，舌苔薄白居多，脉象多弦。

【方解】头为诸阳之会、清阳之府，三阳经脉均行头面，厥阴肝经与督脉会于巅顶，凡五脏六腑之精气皆上注于头，外感内伤引起经络、脏腑病变皆可发生头痛。血管性头痛病位在少阳肝胆，病机为"风""痰""瘀"入络阻滞，不通则痛。方中川芎辛温香窜，为血中之气药，上行头目，善祛风活血，为治疗少阳、厥阴经头痛之要药；白芍平肝养肝；郁李仁、白芷为臣，助川芎散头风；柴胡、香附疏肝开郁；白芥子、细辛温通化痰；甘草配芍药酸甘化阴，缓解止痛，加强止痛安神作用；炒枣仁、全蝎一静一动，养血安神，祛风止痛。

【加减】感受风寒而发者加荆芥 6g、防风 6g、藁本 10g；受风热后加金银花 20g、菊花 10g、蔓荆子 10g；久病，舌质红加生地黄 20g、当归 20g、知母 10g、丹皮 10g；兼高血压加川牛膝 10g、代赭石 30g、石决明 15g；头部拘挛掣痛加南星 6g、僵蚕 6g、蜈蚣 2 条。

【验案举例】

案例 1

患者赵某，男，43 岁，2016 年 4 月 26 日来诊。

左侧三叉神经痛反复发作 5 年余，抽痛，伴恶心、呕吐，受风或生气后加重，严重时头疼剧烈欲撞墙，舌质暗，苔黄腻，脉弦。辨证：痰瘀阻窍证。治法：搜风散瘀，理气定痛。处方：川芎 30g，白芍 30g，白芷 10g，柴胡 10g，细辛 3g，当归 20g，全蝎 3g，蜈蚣 2 条，甘草 30g，僵蚕 10g，炒枣仁 30g。5 剂。

2016 年 5 月 4 日二诊：头疼明显好转，发作次数明显减少，恶心、呕吐消失。继服上方 8 剂巩固疗效。

2016 年 5 月 10 日三诊：患者剧烈疼痛消失，偶因生气或饮食不节后头晕不适，给予逍遥散善后。1 年后介绍朋友来诊，随访未再发生剧烈疼痛。

案例 2

患者薛某，女，60 岁，2017 年 9 月 23 日初诊。

鼻旁右侧抽痛 2 月，受寒后加重，不能张嘴，影响吃饭、睡眠，痛苦不堪。在某医院诊断为"三叉神经痛"，曾服抗生素及卡马西平等药物治疗 1 月无效，并就诊牙科排除牙病，建议手术治疗。患者不同意手术故来诊。舌暗，苔腻燥，脉弦紧。辨证：外感风寒，内夹风痰，阻遏经脉，上犯清窍。治法：散寒祛风，利湿化痰，温经止痛。处方：加味散偏汤加白僵蚕 10g，蜈蚣 2 条，半夏 10g，陈皮 10g，茯苓 15g。服药 3 剂。

2017 年 9 月 26 日二诊：药后疼痛减轻，局部有压痛，可以张口吃流食、软食，继服上方 5 剂。

2017 年 10 月 3 日三诊：吃饭时偶隐痛，无压痛，舌苔微黄，脉弦数，继服上方加鱼腥草 10g、蒲公英 15g，6 剂。1 年后随访，头痛未再复发。

案例 3

患者李某，女，70 岁，2019 年 2 月 19 日初诊。

间断右侧头痛2月余。

患者于2019年1月初无明显诱因出现头部右侧的剧烈疼痛,以右侧面颊部为甚,痛苦万分,先后就诊于临汾市第一人民医院、临汾市第三人民医院及北京等多家综合性医院,被诊断为"三叉神经痛",给予口服"卡马西平"及针灸治疗,初期可缓解,数日后疼痛再次加剧,且药物加量不能控制,被告知此病较难医治,建议其手术治疗,患者因惧怕手术,无奈下就诊于我科。就诊时患者右侧面颊部疼痛剧烈,呈跳痛,发作不定时,精神紧张、恐惧,不能放松,面部可见大量黄褐斑,舌质暗红,苔黄厚腻,脉弦数,大便干结。既往史:高血压病史10余年。中医诊断:头痛。西医诊断:三叉神经痛。辨证:湿热瘀毒,上扰清窍,脉络痹阻。治法:清热解毒,行气活血,通络定痛。处方:加味散偏汤加减。5剂,水煎服,早晚分服。

2019年2月22日二诊:患者服药后,疼痛间歇时间延长,大便后精神放松,疼痛程度略减。舌质暗红,苔黄腻滑,脉弦数。嘱上方加炒枣仁30g,石菖蒲10g,珍珠母20g,甘草9g。3剂,水煎服,早晚分服。

2019年2月25日三诊:患者药后,白天疼痛消失,夜间仍有抽痛,部位局限于耳后,舌脉同前。嘱继上方,去连翘,加羚羊角0.3g、山楂10g、木鳖子去壳一枚。5剂,水煎服,早晚分服。

2019年3月6日五诊:患者服药期间未再疼痛,舌质略暗,面浮,苔薄腻、水滑,脉弦。已停用"卡马西平"多日,舌质略暗,苔薄腻,脉弦。继续服用上方加减20余剂以兹巩固。2019年4月20日随访,患者家属诉服药后疼痛未再发作,如常人，甚是感谢。

13. 山虎降脂汤

【组成】生山楂 10g，虎杖 15g，葛根 20g，丹参 30g，绞股蓝 10g，泽泻 15g，决明子 15g，海藻 10g。

【功效】利湿降浊，化痰散瘀。

【主治】肥胖症、高脂血症、临界高血压等。症见形体肥硕，体倦乏力，胸脘痞满，头晕目眩，身体沉重或烦热纳差，口渴便秘，舌胖苔白厚腻，脉濡或弦数。

【方解】"高脂血症"属于中医的"脂浊"范畴。常发为胸痛、中风、瘀证、痰证、眩晕等。多因嗜食肥甘厚味或脏腑功能失常，脂质不能得到正常输布全身，或脂质排泄不畅，形成过剩浊邪。中医无"高脂血症"的记载，但历代医家对其内容早有认识。我们将病因概括为过食、过逸、过思，病机概括为痰、瘀，即脾虚湿盛、痰瘀互结。高脂血症患者多从事脑力劳动，缺少锻炼，形体肥胖又善饮酒、嗜食肥甘厚味，加上喜怒或思虑过度，损伤脾气，脾虚湿阻，生痰阻络。故本方先用山楂消脂散瘀、开胃消食；巧用葛根升举脾阳，推动血液运行；重用丹参活血化瘀；虎杖、泽泻、决明子相佐清肝利湿，降浊通便；绞股蓝益气化痰，降浊排毒。现代药理研究表明，山楂、决明子、泽泻能促进脂类物质代谢，抑制体内脂质类吸收及降低血中脂质水平的作用；虎杖具有抗炎、降血脂、血糖、保肝等作用；海藻可软坚散结、消痰利水。

【加减】胃痛、泛酸者生山楂改为焦山楂 10g，加乌贼骨 15g；眩晕、头痛加川芎 10g，天麻 10g，延胡索 10～15g；血压高加代赭石 20g，罗布麻 10g；便溏乏力去决明子、虎杖加炒白术 10g，山药 15g；烦热、消谷善饥加酒大黄 6g，知母

10g，生石膏15g；腰膝酸软加制何首乌10g，黄精10g；血糖高加白僵蚕10g。

【验案举例】

李某，男，60岁，公务员。2017年3月25日初诊。

主因四肢麻木沉重伴头晕乏力10天来诊。喜食烟酒、经常熬夜。查：体重超标12kg，血压150/90mmHg，总胆固醇6.49mmol/L，甘油三酯2.97mmol/L，低密度脂蛋白3.58mmol/L，空腹血糖6.5mmol/L，谷丙转氨酶85μmol/L，左侧颈动脉斑块形成，大小为3.0mm×1.7mm、4.6mm×3.3mm。舌质暗，舌体胖边有齿痕，苔厚腻，黄白相兼，脉弦数。中医诊断：脂浊。辨证：脾虚湿盛，痰瘀互结。治法：健脾益气，利湿降浊，化痰散瘀。方用山虎降脂汤加荷叶10g，白僵蚕10g，制大黄8g。5剂，水煎服，每日1剂。

2017年4月1日二诊：患者大便通畅，日2次，头晕、四肢麻木较前好转，舌脉同前，继服上药5剂。

2017年4月7日三诊：患者头晕消失，偶四肢麻木，行走较前轻便，大便日2～3次，血压128/86mmHg，舌体微胖，有齿痕，苔变薄，脉沉弦。继前方去制大黄，10剂。

2017年4月19日四诊：患者体重减轻2.5kg，无其他不适。舌淡红，齿痕消失，苔白，脉弦。继服上方15剂。

2017年5月25日复查：血压130/80mmHg，总胆固醇4.6mmol/L，甘油三酯1.3mmol/L，低密度脂蛋白3.11mmol/L，空腹血糖5.79mmol/L，谷丙转氨酶24.44μmol/L。B超示：轻度脂肪肝，颈动脉斑块无明显增大。

四、泌尿系统疾病

1. 八味益肾汤

【组成】生地黄 15g，山药 20g，茯苓 15g，泽泻 15g，连翘 12g，益母草 30g，丹参 15g，六月雪 15～30g。

【功效】益肾健脾，解毒散瘀，利水消肿。

【主治】急慢性肾炎，症见面目及全身浮肿，小便黄赤，量少，伴咽痛，咳嗽，恶心，纳减，头晕目眩，腰酸乏力，舌红，苔薄白或腻微黄，脉细数。

【方解】急慢性肾炎主症均为浮肿，浮肿的主要病机是肺、脾、肾功能失调，张景岳云："水肿之病其标在肺，其制在脾，其本在肾。"《金匮要略·水气病脉证并治》谓："诸有水者，腰以下肿，当利小便；腰以上肿，当发汗乃愈。"《血证论》曰："瘀血化水，亦发水肿，是血病而兼水也。"其理论指导临床意义极大。近年来一些医家认为急性肾炎的浮肿属风水，按宣肺利水法论治，取效于一时，浮肿虽消退，蛋白却持续不消，故我认为急慢性肾炎的病机为本虚标实，本虚多表现为正气不足，肺、脾、肾三脏功能失调，水液代谢失常；标实为感受外邪，湿热瘀毒阻滞。机理为肾气亏损，气化失常，水气泛溢，肺气不固，内外合邪，脾虚失运，水湿化热，蕴结不解，三焦水道不通，故成水肿。阴虚阳亢或脾肾阳亏均为兼证，抓主证兼顾他证之疗效往往比分型过多论治要好。本方以治肾为主，清利湿热，实为治本之法，急性肾炎侧重宣肺解毒，慢性肾炎注重益肾健脾、散瘀消肿。方中生地黄滋阴补肾，山药益肾健脾、固摄精气，茯苓、泽泻利水消肿，连翘清热解毒、消痈散结、清心凉血，六月雪疏风解表、清热解毒、利水保肾，益母草配丹参活血而清利小便。上方可随兼症加减。

【加减】咽痛、咳嗽者，加金银花、麻黄、杏仁、生石膏；眩晕（或血压偏高）者，加浮萍、夏枯草、钩藤、菊花；恶心者，加竹茹、半夏、陈皮；面黄形瘦，腹胀纳差者，加黄芪、防己、白术、鸡内金、焦三仙；血尿属于血热者，加白茅根、茜草、仙鹤草；血虚者，加黄芪、当归；浮肿消退，蛋白持续不消者，加黄芪、党参、芡实、全蝎、穿山甲、土茯苓；尿常规中出现白细胞、脓细胞者，加金银花、蒲公英；手足心热，舌红，少苔者，加女贞子、旱莲草；手足厥冷者，去连翘、六月雪，加制附子、肉桂。

【验案举例】

张某，男，24 岁，2014 年 3 月 10 日就诊。

双下肢浮肿 2 年。诉 2 年前无明显诱因出现双下肢浮肿，查尿常规示：尿蛋白（+++），潜血（+）。肝功、肾功、血脂、血糖均正常。先后在市人民医院、西京医院诊断为慢性肾炎（普通型）。服用多种药物，病情时轻时重。经人介绍来我处就诊。刻下：面浮身肿，腰以下为甚，按之凹陷不起，小便短少，脘腹胀满，腰困乏力，舌淡，苔白滑，脉沉弱。辨证为脾肾阳虚，气化不利，水湿内停证。治法：健脾益肾，温阳利水。方用八味益肾汤加仙鹤草 15g、芡实 10g、穿山甲 6g，5剂后患者水肿明显减轻。后断续服用此方加减治疗 3 月余，水肿消失，蛋白、潜血转阴。

2. 益肾降毒汤

【组成】生黄芪 30g，当归 15g，生地黄 15g，山萸肉 10g，山药 15g，茯苓 15g，泽泻 15g，泽兰 15g，丹皮 10g，土茯苓15g，六月雪 15g，白蔻 5g，薏苡仁 30g，水蛭 3～5g，丹参

15g，干蟾皮 3g，白茅根 15g，甘草 6g。

【功效】 益肾扶脾，解毒祛瘀，利湿降浊。

【主治】 肾病综合征、尿毒症，症见全身水肿，或腰以下为甚，身肿绷紧光亮，按之凹陷，不易恢复，劳累后加重，小便量少，神倦，纳少，恶心，呕吐等，舌淡白，苔白腻或微黄，脉沉缓或细弱。

【方解】 肾病综合征属于中医"水肿"的范畴；尿毒症属于中医"关格"的范畴，小便不通，名曰"关"，呕吐不止名曰"格"，两者并见曰"关格"。关格、水肿、癃闭、淋证等证，在反复感邪、饮食劳倦等因素作用下，或失治误治，使其反复发作，迁延不愈，以致脾肾阴阳衰惫，气化不利，湿浊毒邪内蕴，气不化水，肾关不开，则小便不通，湿浊毒邪上逆犯胃，则呕吐，遂发展为关格。关格晚期，浊毒、瘀血相因为患，可致五脏俱伤而正虚邪实，寒热错杂，变证多端。其病机特点是本虚标实，本虚以"脾肾气虚"为主，标实为"水湿、湿热、血瘀"。当前，西医认为糖皮质激素是治疗肾病综合征最有效的主要治疗药物，其疗效已为世界所公认，但长期应用糖皮质激素可引起很多不良反应，停药后反弹率很高。许多中医专家认为激素乃"纯阳"之物，长期服用会使人体产生以下病理变化：①助阳生热，湿热毒盛；②阳盛耗阴，阴虚内热；③激素样瘀血证。因此治疗本病多选用中药辨证治疗，或配合西药同步治疗，取长补短，方获满意效果。方中重用黄芪补气升阳，利水消肿，配当归补气养血，共为君药；选六味地黄丸（生地黄、山萸肉、山药、茯苓、泽泻、丹皮）益肾养阴，配泽兰辛、微温，活血祛瘀，保肾利水；配伍土茯苓、六月雪、干蟾皮解毒消肿；薏苡仁健脾利湿消肿；白茅根凉血消肿；水蛭、丹参祛瘀而不伤正；少用白蔻仁和胃降逆；甘草调和诸药。共取益肾扶脾，解毒散瘀，利湿降浊之意。

【加减】咽痛、咳嗽，咳黄痰者，去黄芪、山萸肉，加金银花、连翘、蒲公英、杏仁、桔梗；恶心、呕吐明显者，加竹茹、半夏；腹胀者，加大腹皮、陈皮；眩晕、血压高者，加罗布麻、杜仲、牵牛子；尿蛋白持续不减者，加穿山甲、芡实；尿中白细胞增高者，去黄芪、山萸肉，加金银花、蒲公英、连翘；血尿者，加血竭、茜草、仙鹤草；水肿消退不明显者，加地龙、牵牛子；血糖偏高者，加僵蚕；手足冰冷者，加制附子、肉桂；大便偏干者，加大黄。

【验案举例】

案例1

董某，男，76岁，2010年11月20日初诊。

患尿毒症3年余，乙肝4年余，慢性支气管炎15年。因患者家庭贫困，无力支持透析。经人介绍来我科就诊。2010年11月初来我院门诊化验肾功能：血肌酐427μmol/L，处于肾衰竭失代偿期。面色黧黑，乏力，身体消瘦，呃逆，打嗝，喉中痰鸣，大便秘结，小便癃闭，舌淡体胖，苔白厚腻，脉沉细无力。诊断：关格。辨证：脾肾阳虚；治法：健脾益肾，温阳利水。处方：益肾降毒汤加减。组成：生黄芪30g，生地黄20g，山药15g，山萸肉10g，茯苓15g，泽泻10g，六月雪10g，益母草15g，桂枝6g，干蟾衣3g，血竭1g，牵牛子2g，制大黄6g，代赭石20g，半夏10g，建曲15g。

2010年11月25日二诊：患者用此方5剂后，二便通畅，呃逆减轻，食欲转佳。近10年来，每年间断服药10余剂，血肌酐维持在150～180μmol/L，生命体征维持平稳，至今生活能自理，未做血液透析。

案例2

郭某，男，56岁，乡宁光华人，2018年6月11日初诊。

患肾病综合征4年余，现膝关节以下水肿，踝关节周围明显，按之有明显的凹陷，两胁肋刺痛，舌体胖，边有齿痕，舌苔白腻，脉沉。查尿常规：蛋白（+++）。诊断：水肿。辨证：脾肾亏虚兼肝郁证。治法：健脾补肾利水，兼疏肝理气活血。处方：益肾降毒汤加丹参20g，芡实20g，郁金10g，川楝子10g，川牛膝6g。5剂，水煎服，早晚分服。

2018年6月22日二诊：患者药后，双下肢水肿较前减轻，无其他不适，继上方加穿山甲6g，10剂。煎服法同前。

2018年7月3日三诊：患者药后双下肢水肿明显减轻，乏力亦减轻，偶腰困，查肝肾功、血脂、血糖、电解质皆正常，尿常规。白蛋白（++）。嘱每月间断服用益肾降毒汤加减治疗3月余，后查尿常规白蛋白（+）。

案例3

赵某，女，75岁，襄汾人，2018年7月12日初诊。

患者肾癌后右肾切除术后10年，症见双下肢水肿，踝关节周围按之凹陷，行走沉重吃力，快走即自觉气喘，体肥胖伴乏力，腰困。舌体胖，边有齿痕，脉沉，尿蛋白（+++）。诊断：水肿。辨证：脾肾两虚，毒瘀互结证。治法：健脾补肾，利水消肿，解毒散瘀。处方：益肾降毒汤加土茯苓15g，车前子10g，杜仲15g，桑寄生12g，穿山甲6g。10剂，水煎服，每日1剂，早晚分服。

2018年7月23日二诊：患者双下肢水肿明显减退，走路轻快，气喘减少，食欲增加，查蛋白尿（++），继服益肾降毒汤加减调理 20 余天，患者精神佳，可生活自理，操持家务。随后复查蛋白尿在 + ～ ++ 之间。

3. 清盂汤

【组成】生地黄 30g，白芍 12g，山药 30g，金银花 10g，连翘 12g，蒲公英 15g，通草 6g，瞿麦 10g，萹蓄 10g，滑石 12g，丹参 20g，甘草 6g。

【功效】滋阴补肾，清热利湿。

【主治】慢性肾盂肾炎，中医诊断为"劳淋"，症见间断尿频、尿急、尿痛，伴手足心热，腰膝酸痛。舌质红，苔少或苔黄薄腻，脉细数。病程缠绵，遇劳累或上火反复发作。

【方解】慢性肾盂肾炎是中医治疗的优势所在，西医常常应用抗生素治疗，虽取效一时，但易复发。本病的发生多由尿路感染反复发作而致，严重者出现肾功能衰竭，甚至尿毒症等。中医认为主要与余邪未尽、复感外邪、生活调理不当等因素有关，根本因素是正气不足，抗邪无力，这里的正虚主要是指肾虚。肾虚是本病反复发作的主要原因，同时湿热屡犯，湿热留恋不解，可进一步耗伤气阴，致病情缠绵难愈，久病入络，致气虚阴亏血瘀。方中重用生地黄滋肾养阴，乙癸同源，配白芍柔肝、养血敛阴；山药健脾益肾；金银花、连翘、蒲公英清热解毒，散余热；瞿麦、萹蓄、滑石、通草利尿通淋；丹参活血散瘀，凉血消痈；甘草解毒和中，调和诸药。

【加减】尿常规中有潜血者，加白茅根、茜草、仙鹤草；血压偏高者，加罗布麻、菊花；尿常规中有蛋白者，加生黄芪、芡实、穿山甲、土茯苓；贫血、乏力、面黄肌瘦者，加生黄芪、党参、白术、当归、茯苓；水肿明显者，加车前子、牵牛子、茯苓、泽泻；腰困者，加杜仲、桑寄生、川牛膝。

【验案举例】

患者王某，女，45 岁，2018 年 7 月 20 日初诊。

患者间断尿频、尿急、尿痛伴腰困 1 年余，加重 5 天。

曾在三甲医院诊断为"慢性肾盂肾炎"，给予抗生素治疗，效差，易反复。为求中医中药治疗故来诊。现症：尿频，尿急，尿痛，腰困。尿常规：白细胞（+++）、蛋白（+）、潜血（+）。诊断：劳淋。辨证：肾虚湿热下注证。治法：滋阴补肾，清热利湿。处方：生地黄 20g，白芍 12g，山药 20g，杜仲 15g，桑寄生 10g，金银花 10g，连翘 12g，蒲公英 20g，通草 6g，瞿麦 10g，萹蓄 10g，滑石 15g，丹参 20g，甘草 6g。7 剂，每日 1 剂，水煎服。

2018 年 7 月 30 日二诊：患者药后尿频、尿急、尿痛明显好转。查尿常规：白细胞（-）、蛋白（±）、潜血（+）。效不更方，继续服用此方 7 剂。

2018 年 8 月 8 日三诊：患者药后尿频、尿急、尿痛消失，仅觉腰困。查尿常规未见明显异常。给予生地黄 20g，白芍 10g，山药 18g，杜仲 15g，桑寄生 10g，通草 6g，丹皮 10g，甘草 6g。7 剂以兹巩固。

4. 前列解闭汤

【组成】柴胡 10g，当归 15g，白芍 12g，茯苓 15g，白术 15g，薄荷 6g（后下），知母 10g，黄柏 10g，水蛭 6g，肉桂 3g，昆布 10g，海藻 10g，通草 6g。

【功效】疏肝散结，通利水道。

【主治】前列腺增生，为中老年男性常见疾病之一，由精睾以上的前列腺部、尿道周围腺体增生，逐渐将前列腺组织挤压而成假包膜，在肥大的腺体与前列腺包膜之间，可压迫尿道，造成小便不通和不利。中医将其归为"癃闭"范畴。症见尿量减少，排尿困难，甚则小便闭塞不通。其中又以小便不利点滴而出，病势较缓者为"癃"；以小便闭塞，点滴不通，病势较急者为"闭"。本病的病位虽在膀胱，但与肝、肾、肺、脾、三焦等脏腑有密切关系。历代医家认为膀胱气化不利为主要病机，《灵枢·经脉》曰："肝足厥阴之脉……环阴器，抵少腹……是主肝所生病者……遗溺，癃闭。"因此，我认为前列腺增生所属"癃闭"为积块压迫尿道，膀胱气化不利引起，故以疏肝解郁，活血软坚，散结，通利水道为大法。方中以逍遥散（柴胡、当归、白芍、茯苓、白术、薄荷、甘草）疏肝解郁为君；通关丸（知母、黄柏、肉桂）补肾清热，温阳化气，交通肾之阴阳为臣；昆布、海藻、水蛭活血散瘀为佐药；甘淡通草通利三焦以解闭均为使药。用本方辨证加减治疗各型前列腺增生之癃闭。

【加减】湿热蕴结证见小便灼热刺痛，口苦、口干者，加瞿麦、萹蓄、车前子、蒲公英、滑石等；肾阴灼伤证见潮热盗汗，腰困，手足心热，舌红，少苔者，加栀子、丹皮等；肺热壅盛证者伴咳嗽气逆者，加桑白皮、黄芩、桔梗、紫菀；尿道阻塞者见小便点滴而出或阻塞不通，舌质暗红、有瘀点瘀斑，脉细涩者，加桃仁、红花、穿山甲、地龙；大便干结者，加大黄、芒硝；中气不足证见时时欲小便而不得出，或尿量少而爽利，小腹坠胀，气短懒言，纳差乏力，舌淡，脉细弱者，加生黄芪、党参；肾阳衰惫证见小便排出无力，畏寒怕冷，腰膝酸冷，舌淡，苔白，脉沉细迟者，加制附子、肉苁蓉、车前子。

5. 加味四妙勇安汤

【组成】金银花 15～30g，当归 30g，丹参 30g，玄参 30g，茯苓 15g，泽泻 15g，地龙 10g，川牛膝 15g，甘草 10g。

【功效】清热解毒，活血化瘀，利尿消肿。

【主治】单侧下肢水肿（包括下肢动静脉炎、静脉瓣膜功能异常或淋巴回流障碍及无明原因者），白天活动后加重，夜间休息后减轻，有时伴有患侧肢体麻木抽痛，舌暗，或有瘀点、瘀斑，苔白腻或黄腻，脉弦、滑、涩。

【方解】本方为四妙勇安汤加味而成，四妙勇安汤是出于《验方新编》，功效为清热解毒、活血止痛，主治热毒炽盛之脱疽。临床中常用于治疗血栓闭塞性脉管炎，静脉炎，下肢溃疡等。而我常常用此方加减用于治疗单侧或双下肢不明原因水肿，效果甚佳。方中用金银花甘寒入心，善于清热解毒为主药；当归、丹参活血散瘀；玄参清热养阴，解毒散结；茯苓、泽泻利尿消肿；地龙咸寒通络又利尿；甘草清解百毒，调和诸药，配金银花以加强清热解毒之力；川牛膝逐瘀通脉，通利关节，强筋健骨，引药下行，为治疗腰膝下肢病证常用药。

【加减】下肢淋巴回流受阻者，加猫爪草、夏枯草；湿热重者，加黄柏、苍术、知母；血瘀明显者，加桃仁、红花、虎杖；气血两虚者，加党参、黄芪、白术、鸡血藤；寒湿重者，去金银花，加土茯苓、薏苡仁、桂枝、制附子。

【验案举例】

患者王某，男，56岁，2019年6月24日初诊。

双下肢水肿，左侧较重半年余，加重1周来诊。查体：双下肢水肿，按之有凹陷，青筋暴露，迂曲延伸，左侧水肿明显。既往史：右侧膝关节半月板术后肌肉萎缩30年，双下肢静脉曲张10余年。现症：双下肢水肿，以左侧下肢为甚，按之有凹陷，饮食及二便皆常，舌质红，苔黄腻。查血常规、尿常规、肝肾功、血糖血脂均正常。诊断：水肿。辨证为湿热毒瘀证。治法：清热解毒，活血化瘀，利水消肿。处方：加味四妙勇安汤加二妙散，桃仁 10g，红花 10g，木瓜 15g。5 剂，水煎服，早晚分服。

2019 年 6 月 29 日二诊：患者药后双下肢水肿明显减轻，嘱效不更方，继服上方 5 剂。

2019 年 7 月 6 日三诊：患者双下肢水肿消失，青筋暴露明显，给予加味四妙勇安汤加桃红各 10g，鸡血藤 20g，水蛭 2g。10 剂，以巩固疗效治疗静脉曲张。

五、妇科及儿科疾病

1. 加味益母圣金丹

【组成】熟地黄 10g，当归 10g，白芍 12g，川芎 10g，菟丝子 15g，丹参 30g，白术 15g，香附 10g，益母草 15g。

【功效】养血调经，疏肝扶脾。

【主治】月经不调，经期或前或后，经量或多或少，或经色异常，或腹痛，或腰酸足痛，舌淡、暗、红、或有瘀点、瘀斑，苔薄白或微黄腻，脉细、弦、涩、或迟或数等。

【方解】益母胜金丹为程国彭《医学心悟》的调经方，由四物汤加丹参、白术、香附、益母草等组成，我常加菟丝子用于调经，疗效显著。方中熟地黄甘、微温，为补血滋阴之要药，配菟丝子滋补肝肾精血更优；白芍苦酸微寒，养血柔肝，和营止痛；川芎辛温，活血理气，其中地、芍为血中阴药，归、芎为血中之阳药，四药相合可使补而不滞，活血不伤血，加丹参增强其效（一味丹参如同四物）；白术扶脾益气；香附疏肝调经；益母草活血调经。无论月经提前或推后，量多量少，是虚是实，是热是寒，均可加减辨证调理。

【加减】月经提前，症见量多色淡，质稀，乏力便溏，小腹空坠，舌淡脉细者，加黄芪、党参、陈皮、升麻、柴胡；症见血量多，色深质稠，面赤口干，舌红，苔黄，脉数者，去川芎、当归、白术、菟丝子，加青蒿、地骨皮、丹皮、黄柏、茯苓；症见血量少，色红质稠，伴两颧潮红，手足心热，腰酸困，舌红少苔，脉细数者，去熟地黄、川芎、当归，加生地黄、玄参、麦冬、阿胶。

月经推后，症见后期而血少，色淡红，头晕心悸，舌淡，脉细弱者，去川芎，加黄芪、党参、五味子；症见后期，量少色暗有血块，小腹冷痛，畏寒肢冷，舌暗，苔白，脉沉紧者，加小茴香、肉桂、艾叶；症见月经量少色暗，或有血块，小腹胀痛，或两胁、乳房胀痛，舌暗或有瘀点，脉弦者，去菟丝子，加乌药、桃仁、红花、肉桂、莪术。

月经前后不定期，月经或前或后，超过 7 天，没有规律，量或多或少，色暗，常伴乳房胀痛或腰酸困，舌淡苔少，或舌暗，苔薄白，脉弦细者，证属肝郁肾亏，用加味益母胜金丹加柴胡、荆芥穗、山药、茯苓等。

【验案举例】

孔某，女，22 岁，2019 年 6 月 22 日初诊。

月经推后四月未行，在西安市某三甲医院查黄体酮低。妇科 B 超未见明显异常。平素月经推后时自行服用黄体酮胶囊 5 天，可见少量经血，停药后停经。为求中医整体调理故来诊。现症：月经四月未行，余无明显不适。舌淡，苔白，脉沉细。辨证为肝肾两虚兼血瘀证。给予滋补肝肾活血通经之剂。方用：益母胜金丹加女贞子 10g，旱莲草 10g，川牛膝 10g，鸡内金 15g。7 剂，每日 1 剂，水煎服，早晚分服。

2019年7月3日二诊：患者月经仍未行，咽干，纳差，余无不适。腹部B超示：子宫内膜0.7cm。舌质红，少苔，舌根薄白苔。未行经时给予益母胜金丹加女贞子10g、旱莲草10g、山药15g、牛蒡子10g、玄参10g、川牛膝10g、通草6g。10剂以补肝益肾，健脾调气养血。行经时服用少腹逐瘀汤加减3剂。处方：当归30g，小茴香3g，延胡索10g，没药6g，川芎10g，干姜6g，赤芍10g，蒲黄10g，五灵脂10g，通草6g，淫羊藿10g。以温经散寒，活血通经。

2019年7月19日三诊：患者月经来潮第三天，量中等，有小血块，按上述方法再调理2月余，月经恢复正常，黄体酮复查恢复正常。

2. 固宫1、2号方

（1）固宫1号方——逐瘀清宫汤

【组成】当归30g，益母草30g，三棱10g，莪术10g，桃仁10g，红花10g，枳壳10g。

【功效】养血固冲，逐瘀止血。

【主治】功能性子宫出血、不全流产、子宫肌瘤等引起的崩漏或月经过多或淋漓不止，伴小腹痛，血色暗，有血块，舌质紫暗有瘀点、瘀斑，脉涩或细涩。

【方解】崩漏的发病机制主要为冲任损伤，不能制约经脉，故经脉从胞宫非时妄行，正如王冰所说的"冲为血海，任主胞胎"。故方中重用当归、益母草养血调经，逐瘀通脉；三棱气味俱淡，微有辛意，莪术味微苦，气微香，亦微有辛意，性皆微温，为化瘀血之要药；配桃仁、红花以加强活血逐瘀之力；最后佐以下滞之品枳壳行气。正如傅山言："故逐瘀如扫，而止血如神。"本方为通因通用方，"瘀血不行，则新血断无生理，故凡血证，总以祛瘀为要"，妇科血证的治疗中，活血化瘀占据重要地位，一则血证可由瘀血引起，二则出血容易留瘀，且离经之血即为瘀血，故因血瘀而致者宜活血而止血，求其"经脉以通，血气以从"达瘀血化而止血的目的，且止血而不留瘀。此方妙在活血之中并无止血药，而止血如神，往往1剂轻，痛止血少，3剂血全止，最多不超过5剂，如无效或量少无血块，换用固宫2号方。不可久服，以免伤正。

【加减】3剂后血不止可加乌贼骨15g，茜草18g，荆芥炭10g，蒲黄炭10g，竹茹12g；血热者可加生地黄30g，丹皮10g，白芍12g，黄柏10g，地骨皮10g；血亏者可加阿胶6～10g，三七3g；大便秘结者加大黄6g；腹痛明显者加延胡索12g，五灵脂10g，蒲黄炭10g。

（2）固宫2号方——益气固宫汤

【组成】黄芪30g，党参15g，白术10g，当归12g，白芍12g，山萸肉10g，煅牡蛎20g，茜草18g，乌贼骨15g，生地黄30g，升麻6g，陈皮10g，炙甘草6g。

【功效】补脾益肾、固冲摄血。

【主治】妇人崩漏属于脾肾两亏，固摄失权；或崩漏血已止，善后调理固本。症见经量骤多，或淋漓不尽，血淡暗，伴有心悸气短，疲乏无力，腰膝酸软，舌淡苔白，脉细弱或虚大者，皆可用本方加减治之。

【方解】本方出自张锡纯的《医学衷中参西录》，由治疗妇人血崩的固冲汤化裁而来。冲为血海，调节十二经气血，冲脉虚则调节十二经气血功能失常，胞脉失约，则出现崩漏、带下等。其组方特点为补气之外，多收敛止血之品。方中重用黄芪，补气之功最优，配党参、白术加强补脾作用；山萸肉、生地黄益肾补血;当归佐黄芪升气而养血;白芍柔肝解郁,配山萸肉、煅牡蛎收敛固涩止崩;海螵蛸、茜草收敛止血又有化瘀之力,使血止而不留瘀;巧用升麻、黄芪补气升提;陈皮配归、芍理气调经,且可防滋补药碍脾;甘草和中。此方加减运用于"崩漏之脾肾两亏"的治疗,疗效甚佳。

【加减】气虚明显者,加山药;血虚明显者,加阿胶;畏寒者,加炮姜、肉桂、制附子;出血量多者,加竹茹、蒲黄炭、荆芥炭、三七粉等;血热者,加黄芩炭、黄柏炭;肝郁者,加香附;崩漏者,先服逐瘀清宫汤后血止,仍感疲惫乏力,腰膝酸软,面黄肌瘦者,可去煅牡蛎、乌贼骨、茜草,加五味子、黄精、阿胶、三七粉等,继续固本调理。

【验案举例】

案例 1

马某,女,46 岁,临汾市人。2017 年 9 月 7 日初诊。

主因月经淋漓不尽 2 月余,加重伴腰困 1 周来诊。舌暗有瘀点,苔白腻,脉沉细无力。妇科 B 超:子宫及附件未见明显异常。诊断:崩漏。辨证:血瘀肾亏证。治法:破血逐瘀,清宫止血,兼补肾固精。处方:当归 30g,益母草 30g,三棱 10g,莪术 10g,桃仁 10g,红花 10g,乌贼骨 20g,茜草 10g,阿胶 10g,三七粉 3g。3 剂,水煎服,每日 1 剂。

2017 年 9 月 11 日二诊:药后月经已净,腰困、舌上瘀斑瘀点消失。苔不腻,脉细。辨证:冲任亏虚证。治法:调补冲任。处方:黄芪 20g,山药 15g,白术 15g,生地黄 20g,山萸肉 10g,白芍 20g,生龙牡各 20g,五味子 6g,乌贼骨 20g,茜草 10g,甘草 6g,升麻 6g,桔梗 10g。5 剂,药后回访,月经已恢复正常。

案例 2

张某，女，47 岁，2017 年 9 月 4 日初诊。

主因月经淋漓不断 1 月余，加重伴腰困、胃灼热 1 周来诊。舌淡，体胖，苔白厚腻，脉滑数。妇科 B 超：子宫及附件未见明显异常。诊断：崩漏。辨证：痰瘀互阻。治法：化痰活血，祛瘀生新。处方：当归 30g，益母草 30g，三棱 10g，莪术 10g，桃仁 10g，红花 10g，乌贼骨 20g，茜草 10g，半夏 10g，陈皮 10g，砂仁 10g，苍术 10g，川朴 15g，枳壳 10g，桑寄生 10g。3 剂，水煎服，早晚分服。

2017 年 9 月 8 日二诊：患者月经基本干净，伴腰酸，恶心，无泛酸，舌质暗，苔白腻，脉弦。辨证：脾肾两虚，冲任不固。治法：健脾补肾，固冲止血。处方：固冲汤加减。组成：生黄芪 20g，白术 18g，山萸肉 10g，生龙牡各 20g，五味子 10g，乌贼骨 20g，茜草 10g，生地黄 15g，生白芍 10g，山药 18g，炙甘草 9g，陈皮 10g。5 剂，水煎服，早晚分服。

2017 年 9 月 14 日三诊：患者服用上方第 3 剂时，月经已经干净。现脘腹憋胀不适，伴嗳气，恶心，纳差，二便常，舌苔白腻，脉弦。辨证：肝郁脾虚证。处方：逍遥散合平胃散加减。组成：柴胡 10g，当归 10g，茯苓 12g，白术 12g，薄荷 10g，川朴 18g，陈皮 10g，苍术 10g，乌贼骨 20g，白及 10g，延胡索 10g，蒲公英 20g，鸡内金 15g，甘草 6g，焦建曲 15g，生姜 10g，大枣 3 枚。6 剂，水煎服，早晚分服。两月后随访，月经已恢复正常。

案例 3

王某，女，43 岁，吉县人。2017 年 8 月 21 日初诊。

月经提前 20 天余。

患者无明显诱因出现月经提前 20 天，量少，色红，无腹痛，舌质红，舌上有瘀斑瘀点，舌苔白腻。诊断：月经先期。辨证：瘀阻胞宫。治法：活血破瘀。处方：当归 30g，益母草 20g，桃仁 10g，红花 10g，三棱 10g，莪术 10g。 3 剂，水煎服，每日 1 剂。

2017 年 8 月 25 日二诊：服药 1 剂后血止，伴乏力、腰困，舌红，苔白，脉沉细。辨证为脾肾两虚，冲任不固。给予固宫 2 号方加减。处方：黄芪 20g，山药 15g，生地黄 20g，白芍 10g，山萸肉 10g，乌贼骨 20g，茜草 10g，女贞子 10g，旱莲草 15g，丹皮 12g，当归 15g，生牡蛎 20g，甘草 10g。5 剂，水煎服，每日 1 剂。

如此治疗三个月经周期，月经经期及经量恢复正常。

3. 健脾清带汤

【组成】山药 30g，柴胡 10g，土茯苓 20g，薏苡仁 30g，连翘 12g，煅龙牡各 20g，乌贼骨 15g，茜草 10g，甘草 6g。

【功效】健脾益肾，利湿止带。

【主治】妇人赤白带下，体型肥胖或形瘦，身体沉着，困乏无力或腰困腹痛等，舌淡或略红，苔腻或白或黄，脉沉弱或濡数。

【方解】本方是在张锡纯"清带汤"的基础上加味而成，不分青、黄、赤、白、黑等各型方药，而以加减辨证分类，大凡脾虚有湿而立此方，易记易懂。方中山药健脾益肾，滋真阴、固元气；柴胡开提肝木之气，毋克脾土；土茯苓解毒除湿，配薏苡仁健脾利湿；湿瘀化热，或湿热（毒）之邪入侵胞宫、胞脉、胞络、冲任，阻滞气血运行，故选连翘清热解毒，消痈散结；煅龙骨、牡蛎收涩固脱；乌贼骨、茜草收涩化滞而不留瘀；甘草和中，调和诸药。至临证时，遇寒者，去寒凉加温热药；因热者，加寒凉药，随症加减。

【加减】带下色赤、黄，臭秽难闻，阴中灼痛或伴瘙痒，口干苦，舌质红，苔黄腻，脉弦数或滑数者，加黄柏、白果、金银花、苦参、蒲公英等；带下色白质稀、无异味，神疲乏力，面黄肌瘦，舌淡，苔白微腻，脉沉细无力或濡者，去土茯苓、连翘，加黄芪、党参、苍术、炒白术、茯苓等；量多者，加车前子、芡实；小腹隐痛，舌暗有瘀点、瘀斑者，去连翘合当归芍药汤；色青伴两胁胀痛或抽痛者，加柴胡、川楝子、延胡索、栀子；带下黑者，加杜仲、续断；小腹坠痛，四肢发凉，腰膝酸软，舌淡，苔白，脉细涩，去土茯苓、连翘合苓桂术甘汤。

【验案举例】

王某，女，39岁，2019年3月8日初诊。

带下色黄，量少，有异味，伴右下腹隐痛间作2月余。腹部B超示：右侧卵巢囊肿，盆腔积液。舌体胖，苔黄白相兼，脉涩。诊断为带下病。辨证：脾虚湿热下注。治法：清热解毒利湿，健脾止带。处方：健脾清带汤加黄柏10g，苍术15g，蒲公英16g，延胡索15g。5剂，水煎服，早晚分服。

2019年3月14日二诊：患者药后腹痛减轻，黄带减少，仍有异味，舌淡，苔转白，脉涩。上方加炒白术10g、生白芍20g，5剂。

2019年3月20日三诊：患者药后黄带消失，腹痛止，舌淡，苔白，嘱继服此方7剂以兹巩固。

4. 不孕症

（1）调经种子1号方

【组成】淫羊藿20～30g，川芎10g，炮姜8g，延胡索

12g，五灵脂 10g，赤芍 12g，小茴香 6g，桃仁 12g，当归 15g，没药 8g，红花 10g。

【功效】暖宫益肾，逐瘀止痛。

【主治】宫寒痛经不孕，经期基本正常者，经前数日或经期小腹冷痛，得热痛减，按之痛甚，经量少，经色黯黑有块，或畏寒身痛，苔白腻，脉沉紧。

【方解】本方为王清任《医林改错》的少腹逐瘀汤加减而成。方中重用淫羊藿，辛温散寒除湿，补肾壮阳为君药；炮姜、小茴香温经散寒除湿为臣药；当归、川芎、赤芍、桃仁、红花均为佐药，养血、活血、散瘀；延胡索、五灵脂、没药化瘀止痛为使药。

（2）调经种子 2 号方

【组成】菟丝子 15g，熟地黄 10g，砂仁 6g，当归 12g，川芎 10g，白芍 12g，丹参 15g，益母草 15g，白术 15g，香附 10g。

【功效】调经养血，益肾健脾。

【主治】月经不调不孕，月经或前或后，或先后不定期，闭经，经行不畅，或经量或多或少，或紫或暗或淡，或稠或稀等。现代医学多见排卵障碍性不孕、输卵管阻塞性不孕、免疫性不孕等。

【方解】人类的生育有赖"肾－天癸－冲任－胞宫"之间的平衡协调，肾精不足是不孕症的主要病因，故方中选菟丝子，辛、甘、平，既能补肾阳，又可益阴精；用四物汤养血活血，益母草、丹参活血调经；配香附疏肝理气，调经止痛；配白术健脾益气；配砂仁辛散温通，醒脾开胃，并可防熟地黄滋补之弊，此方药性平和，久服无害。灵活加减，疗效满意。

【加减】偏肾阴虚者，加女贞子、旱莲草、枸杞子、山萸肉；偏肾阳虚者，加淫羊藿、巴戟天、肉苁蓉、制附子、肉桂等；血热或相火偏亢者，去熟地黄，加栀子、丹皮、生地黄；脾虚湿阻者，加怀山药、薏苡仁、茯苓；肥胖者，去熟地黄，加苍术、制半夏、茯苓、陈皮、石菖蒲；消瘦兼虚火者，去熟地黄，加生地黄、丹皮、栀子、龟板；促卵泡生成者，加山药、紫河车、女贞子、旱莲草；输卵管不通者，加海螵蛸、茜草、路路通；黄体功能不足者，加龟板、山药、枸杞子、鹿角胶；促进排卵加泽兰、茺蔚子、王不留行、穿山甲等；雄性激素偏高者，去菟丝子、丹参、熟地黄，加赤芍、茯苓、泽泻、丹皮、桃仁。

【说明】调经种子1号方不宜久服，每月经来前取3剂备用，见血开始服用，如妇人有肝郁血虚者，可先用加味逍遥方6剂，然后再服调经种子1号方3剂。经后用调经种子2号方加减治疗。一般治疗3～6月可孕，如下次月经不来，经检查确诊为妊娠，不可再服此方。

【验案举例】

孙某，女，25岁，2016年4月14日初诊。

患者婚后3年未孕，在某三甲医院诊断为"附件炎、输卵管不通"，故来诊。平素月经量少，行经时腹痛，行经2天，色黑，有血块，易推后。末次月经为2016年3月14日。现症：月经即将来潮，伴少腹部胀痛不舒，腹部怕冷，余无不适。舌暗有瘀点，苔白，脉涩。诊断：不孕。辨证：宫寒瘀阻胞脉证。治法：温经散寒活血通经。处方：调经种子1号方加通草6g。5剂，每日1剂，水煎服，早晚分服。嘱月经来时前三天亦可服用。

2016年4月19日二诊：患者行经3天结束，未见明显腹痛，量少，腰膝酸软，手足心热，口干，咽痛，舌红有瘀点，苔黄白相兼，脉细。辨证：肾阴虚证。治法：补肾清热。处方：调经种子2号方加女贞子10g，旱莲草10g，牛蒡子10g，丹皮10g，皂角刺10g，路路通10g。10剂。

2016年5月2日三诊：患者正值排卵期，手足心热、口干咽痛等症状消失，偶腰酸，腹部不适，有白带，量多，有异味，舌淡苔白，脉弦。辨证：脾肾两虚证。治法：调经养血，益肾健脾。处方：调经种子2号方加怀山18g，薏苡仁30g，桃仁10g，皂角刺10g，路路通10g。10剂。嘱行经前1天或见血来诊。如此加减调理3月后，患者家属欣喜来告，已经怀孕。

5. 自拟利湿散瘀消癥汤

【组成】薏苡仁30g，土茯苓15g，重楼10g，当归15g，生地黄20g，川芎10g，赤芍12g，桃仁10g，红花10g，三棱10g，莪术10g，水蛭3g，延胡索12g，桂枝6g，鳖甲15g，甘草10g。

【功效】利湿解毒，温经通脉，消癥散结。

【主治】子宫肌瘤、卵巢囊肿、多囊卵巢综合征、盆腔包块等，症见经行腹痛，或月经量多有血块，舌暗有瘀点瘀斑，苔白厚腻，脉弦或涩。

【方解】方中重用薏苡仁健脾利湿，配土茯苓、重楼解毒消肿止痛；选桃红四物汤养血活血，三棱、莪术消癥散结；水蛭祛瘀之力甚宏而不伤正；延胡索活血散瘀，加强止痛作用；鳖甲软坚散结；桂枝温通经脉；甘草解毒和中。全方共凑利湿解毒，温经通脉，消癥散结之效。

【加减】经前乳房或少腹胀痛者，加柴胡、川楝子；月经期，去薏苡仁、土茯苓、重楼，加益母草；月经淋漓不尽者，加乌贼骨、茜草；经后体虚者，加生黄芪、党参、白术；大便偏干者，加酒大黄、芒硝；痰湿明显者，去甘草，加昆布、海藻。

【说明】本病治疗病程较长，需守法守方才能见效，病初体质较强者，宜攻宜清宜破；久病体质较弱者，可攻补兼施，或先攻后补，或先补后攻，并应遵循"衰其大半而止"的原则，正如明代张景岳所言的"养正积自除"。一般一个月为一个疗程，可观察治疗 2～3 个疗程，如无效或肌瘤反增大，或出血有增无减，则建议手术治疗，以免贻误病情。

【验案举例】

张某，女，32 岁，未婚。2015 年 12 月 23 日初诊。

右下腹疼痛间作 1 月余，在某三甲医院做腹部 B 超提示"子宫肌瘤，5.2cm×3.8cm"，建议手术切除，患者因未婚，不同意此治疗，故求中医诊治。现症：右下腹胀痛，难以入睡，二便正常，舌苔黄腻，舌质暗，脉弦。平素行经时月经量少，有血块。诊断：癥瘕。辨证：湿热毒瘀阻胞证。治法：利湿解毒，消癥散结，活血通经。处方：利湿散瘀消癥汤加柴胡 10g，川楝子 10g。5 剂，每日 1 剂，水煎服，早晚分服。

2015 年 12 月 28 日二诊：患者药后右下腹疼痛明显缓解，腹胀减轻，仍眠差，舌苔黄，舌质暗，脉弦。给予利湿散瘀消癥汤加琥珀 2g，夜交藤 20g。10 剂，水煎服。

2016 年 1 月 10 日三诊：患者睡眠较前好转，右下腹疼痛消失，纳差。嘱给予上方加鸡内金 15g。5 剂。应用此方加减治疗 3 月后复查腹部 B 超示"子宫肌瘤，2.2cm×1.6cm"，子宫肌瘤明显减小。半年后再见此患者已经结婚并怀孕。

6. 加味逍遥蒌贝汤

【组成】柴胡 10g，当归 15g，赤芍 30g，茯苓 15g，白术 15g，薄荷 6g（后下），桔梗 10g，瓜蒌 15g，蒲公英 30g，浙贝母 10g，玄参 20g，生牡蛎 30g，穿山甲 6g（先煎），丝瓜络 10g，甘草 20g。

【功效】疏肝解郁，软坚散结。

【主治】乳房胀痛或刺痛，乳房内可触及大小不等的肿块，有时可随情绪的波动而消失，伴胸闷、乳房抽痛，向腋窝放散。善郁、易怒，经前加重，经后减轻，有时月经先后失调或伴痛经、闭经等。舌暗，有瘀点或瘀斑，苔白腻或黄腻，脉弦或涩。

【方解】足厥阴肝经起于足大趾大敦穴，绕阴器，入腹部，至于乳下期门穴。乳癖的形成主要是肝郁痰凝，气血瘀滞于乳络而发。方中取逍遥散疏肝解郁，健脾利湿，配瓜蒌、桔梗以开宣肺气，理气化痰，散结宽胸，并可滑肠通便泄浊气；佐蒲公英清热解毒，消痈散结；浙贝母、玄参、生牡蛎是《医学心悟》中消瘰丸的药物组成，其功效为清热化痰，软坚散结；穿山甲长于走窜经络，行散瘀滞，达病所在，并可消肿排脓、下乳；丝瓜络加强通络行血、祛风作用，《本草纲目》言其"能通人脉络脏腑，而祛风解毒，消肿化痰，去痛杀虫及治诸血病也"；最后重用甘草配赤芍清热凉血，祛瘀止痛。

【加减】冲任失调，伴腰酸乏力，月经先后失调，量少色淡者，去蒲公英，加菟丝子、巴戟天；乳房胀痛明显者，加川楝子、延胡索、乳香等；血瘀明显者，加丹参、川芎；气郁明显者，加青皮、陈皮、郁金等；大便干结者，加酒大黄；如有乳癌家族史者，加半枝莲、山慈菇。

【验案举例】

案例1

患者，女，45岁，2019年1月10日初诊。

乳房胀痛间作3月余，双侧乳房有肿块，随情绪波动而消长，月经前亦加重，伴胸闷胁胀、善郁、易怒、失眠多梦，大便3日1行。舌质淡红，苔薄白，脉弦。乳房B超示：双侧乳房乳腺增生。诊断：乳癖。辨证：肝郁脾虚痰凝证。治法：疏肝解郁，软坚散结。处方：加味逍遥蒌贝散加生大黄6g、郁金10g。5剂，每日1剂，水煎服，早晚分服。

2019年1月16日二诊：患者药后大便通畅，心情转好，乳房及胸胁憋胀减轻，舌淡，苔白，脉弦。嘱上方去生大黄，5剂。用加味逍遥蒌贝散20余剂后，乳房憋胀消失，仅在行经前偶有不适。

案例2

高某，女，47岁，2019年4月2日初诊。

双侧乳房憋胀3月余。

患者1月前无明显诱因出现双侧乳房憋胀，伴胸胁憋胀刺痛，每次月经前加重，在某医院做乳腺B超显示：双侧乳腺增生。现症：双侧乳房憋胀，伴胸胁胀痛，急躁易怒，饮食及二便皆正常，舌淡苔白，有瘀点，脉弦。中医诊断：乳癖。辨证：肝郁脾虚，痰瘀互结证。西医诊断：乳腺增生。治法：疏肝理气，健脾化痰，活血止痛。处方：柴胡10g，当归10g，赤白芍各10g，茯苓10g，白术10g，甘草9g，川楝子10g，延胡索10g，蒲公英20g，郁金10g，丝瓜络10g，青陈皮各10g，桔梗10g，荔枝核10g。5剂，水煎服，每日1剂，早晚分服。

2019年4月7日二诊：患者药后双侧乳房憋胀较前减轻，胸胁憋胀刺痛缓解。效不更方，嘱继服上方5剂。

2019年4月12日三诊：患者药后乳房憋胀及胸胁胀满皆明显减轻，近日口干，舌质红，苔白，脉弦。嘱上方加丹皮10g、栀子10g，以清肝火。5剂，水煎服，早晚分服。用加味逍遥散辨证加减治疗20余剂，乳房及胸胁憋胀刺痛明显减轻。半年查B超示：双侧乳房未见明显异常。

7. 小儿宣解方

【组成】荆芥3～10g，薄荷3～6g，牛蒡子5～10g，桔梗5～10g，淡豆豉5～10g，连翘5g，炒莱菔子5～10g，鸡内金5～10g，甘草2～6g。药物剂量按小儿年龄大小增减。

【功效】疏风解表，宣肺化滞。

【主治】小儿感冒，或上呼吸道感染。症见：发热，恶寒，鼻塞流涕，打喷嚏，咽痒或痛，咳嗽，纳差，便秘等，舌苔薄白或薄黄，脉浮或浮数，指纹浮红或浮紫。

【方解】小儿体质娇柔，消化能力薄弱，如因饮食失宜，最易生痰生热，所以在病理方面每有脏腑蕴热的特点。一旦遭受外感风寒邪气的侵袭，则外邪易与内热相搏，必然郁蒸化火，成为感冒夹热的证候。方中荆芥、薄荷疏风解表为君药，配牛蒡子、连翘解毒消肿，利咽散结；桔梗开宣肺气，祛痰排脓；淡豆豉解表、除烦，味辛甘，风热风寒感冒均可用；炒莱菔子化滞消积，鸡内金健脾消食；甘草解毒和中。共奏疏风解表、清肺化滞之功。

【加减】风寒感冒、打喷嚏、流清涕明显者，去薄荷、牛蒡子、连翘，加苏叶、防风、生姜、葱白；风热感冒、咽痛明显者，加金银花、蝉蜕；扁桃体化脓者，加蒲公英、鱼腥草；

咳嗽、吐白痰者，加白前、杏仁、橘红、半夏；吐黄痰者，加黄芩、鱼腥草、枇杷等；痰黏难咳者，加川贝母、瓜蒌、玄参；腹胀、纳差者，加陈皮、焦三仙、枳壳；发热不退者，重用生石膏，并加柴胡；大便不通者，加桑白皮、大黄；口中有异味者，加槟榔；体虚感冒者，加党参、白术。

【验案举例】

朱某，女，5岁，2019年2月4日初诊。

反复感冒1年余，3天前又重感。

每次感冒后发热，恶寒，鼻塞流涕，打喷嚏，咽痛，咳嗽，纳差，并在诊所治疗，给予"头孢、抗病毒颗粒、退烧药"等，效差。现症：发热、恶寒减轻，咽痛，鼻塞流涕，打喷嚏，腹胀，乏力，纳差，舌苔薄黄，脉浮。诊断：感冒。辨证：风热犯表证。处方：荆芥6g，薄荷6g，牛蒡子8g，桔梗5g，淡豆豉6g，连翘5g，炒莱菔子6g，鸡内金10g，甘草2～6g。3剂，水煎服，每日1剂，日3次。

2019年2月7日二诊：患者药后咽痛明显减轻，流鼻涕打喷嚏明显好转，纳差减轻，仍乏力。嘱上方去荆芥、薄荷，加党参6g、白术6g以健脾培土生金，5剂，防止感冒复发，后用异功汤调理半月，患者一年内很少出现感冒。

8. 消风止咳方

【组成】桑白皮5～10g，炙麻黄1～3g，杏仁3～10g，麦冬3～10g，沙参3～10g，蝉蜕1～6g，黄芩2～10g，五味子2～10g，甘草2～6g。

【功效】泻肺祛风，清热养阴，化痰止咳。

【主治】风咳发作期。小儿风咳是以长期反复发作的咳嗽、少痰为主要表现。本病除久咳难愈外，遇冷空气或接触过敏原等诱发后加重，常伴鼻、咽、目痒，咳甚及喘息。因外风与伏风相合致病，故命名为风咳（伏风为风禀赋于父母之先天，平时深伏体内，一旦有外因所触，则随之被引动而发为风病）。

【方解】小儿风咳多为外风引动伏风，肺失宣肃，或脾经积热生痰，上犯于脾，肺失肃降，而出现干咳少痰，咽目作痒等。方中选桑白皮泻肺平喘以消内风，配炙麻黄宣肺平喘以祛外风，二药合用一升一降，恢复肺的宣发肃降功能；杏仁配炙麻黄宣降结合加强止咳平喘作用；黄芩善清肺解毒；蝉蜕祛风解痉，止痒止咳；沙参、麦冬、五味子养阴润肺，敛肺止咳；甘草和中止咳。

【加减】食少便溏者，去桑白皮、黄芩，加山药、鸡内金、焦神曲；大便干结，咽痛者，加牛蒡子、玄参、桔梗、大黄等；咳甚者，加僵蚕、紫菀；伴有喘息者，加炒苏子、地龙；休止期，继续益肺固表，健脾化痰以息伏风，常选玉屏风散或异功汤加减。

【验案举例】

王某，女，7岁，2019年10月10日初诊。

反复发作性咳嗽，喘息间作2年余。先后在市内各三甲医院就诊，诊断为"过敏性咳嗽、变异性哮喘"。并给予长期"布地奈德、特布他林"持续雾化治疗2年。为了减少雾化的次数，防止雾化的副作用，故来诊。现症：咽痒，干咳，少痰，呼吸音粗，夜间咳喘加重，形体消瘦，面色白，舌质略红，苔薄白，脉细。诊断：风咳。辨证：风邪犯肺证。治法：泻肺祛风，清热养阴，化痰止咳。处方：桑白皮5g，炙麻黄2g，杏仁8g，麦冬6g，沙参8g，蝉蜕6g，黄芩2～10g，五味子6g，炒苏子6g，地龙6g，甘草6g。5剂，水煎服，每日

1剂，水煎服，日3次。

2018年10月16日二诊：患者药后咳嗽明显减轻，雾化药由原来的每日1次，变为3日1次。效不更方，继服上方5剂。

2019年10月20日三诊：患者药后咳喘明显缓解，夜间喘息未作，雾化只在发作性喘息时才使用，本次用药期间未见喘息。给予异功汤加减20余剂调理后，咳喘未再发作。

9. 哮喘1、2号方

（1）哮喘1号方

【组成】炙麻黄1～3g，杏仁3～9g，生石膏10～30g，桑白皮3～9g，桔梗2～9g，白前3～9g，瓜蒌5～12g，地龙2～6g，葶苈子6～15g，炒莱菔子3～10g，甘草1～6g。

【功效】宣肺平喘，泻肺解痉，降气化痰。

【主治】小儿发作期哮喘，症见受寒后喘息气促，咳嗽，咳痰，黄稠或白稠，喉间痰鸣。溲黄，便干，舌质略红，苔薄白或黄腻，脉浮数或滑数，或指纹色紫。

【方解】本方是治疗外感风寒，内有郁热、伏风宿痰的小儿哮喘病。方中炙麻黄辛、苦、温，发表散寒，宣肺平喘；桑白皮甘、寒，泻肺平喘，利尿消肿，二药合用一宣一泻，宣发肃降，通调水道，共为君药；杏仁、瓜蒌、桔梗辅炙麻黄平喘化痰止咳，生石膏辛、甘、寒，能透发清肺，清在里之热，且可生津，葶苈子助桑白皮泻肺行水、平喘，同为臣药；白前降气化痰，止咳平喘，性温而不燥，地龙咸寒解痉平喘，且可通络利尿，炒莱菔子辛、甘、平消食除胀，祛痰降气，皆为佐药；甘草甘、平，助石膏以生津止渴，助杏仁以化痰止咳，助莱菔子和中消积，为使药。总方，寒温兼施，外宣内肃，泻肺平喘，化痰解痉，符合治疗小儿发作期哮喘的重要原则。

【加减】咽痛、吐黄痰者，加蒲公英、鱼腥草、芦根等；风寒束表、咳吐白痰者，去生石膏、桑白皮、桔梗，加炒苏子、半夏、橘红；发烧不退者，重用石膏而无害，加小量柴胡；喘甚者，可加五味子、乌梅，一则酸味入肺经敛浮热，纳气归原，且可除烦而安心神，二则能开通他药所不能开；大便干结者，加少量大黄以通腑降浊；纳差、腹满者，加鸡内金、焦三仙。

（2）哮喘2号方

【组成】太子参2～10g，代赭石6～20g，生龙牡各6～20g，山萸肉3～10g，山药6～18g，芡实3～10g，五味子3～10g，茯苓6～10g，陈皮3～10g，鸡内金6～15g，炒苏子3～10g。

【功效】补肾纳气，培土生金，降逆平喘。

【主治】小儿哮喘缓解与平稳期。此期患儿肺、脾、肾俱虚，症见咳嗽气短，咳痰清稀，食少便溏，倦怠乏力，食后腹胀，面色少华，易于感冒，舌淡苔白，脉濡无力，或指纹淡红隐而不露。

【方解】本方为张锡纯《医学衷中参西录》的治喘方，由"参赭镇气汤"合"异功汤"加减化裁而成。方中太子参、代赭石并用，太子参借代赭石下行坠痰涎之力，挽回将脱之元气，以镇安奠定之合而为君；山萸肉、山药、芡实、白术健脾益肾而固肺，茯苓、陈皮利湿化痰，均为臣药；生龙骨、生牡蛎、五味子收敛固涩，佐益肾敛肺，鸡内金消食健脾，补而不滞，炒苏子降气平喘，共为使药。全方药性温和，可以久服而不腻，是固本之方也。

【加减】易于感冒者，加黄芪、防风、灵芝；肾阴虚者，加生地黄、麦冬；大便干者，去龙骨、牡蛎，加玄参、黑芝麻。

【验案举例】

王某，女，3岁，2016年9月10日初诊。

患儿咳喘间作2年余，加重1周来诊。

2015年在北京301医院行漏斗胸手术。经常因"重症肺炎、支气管肺炎"住院输液，进行雾化治疗，每年住院次数高达10余次。现症：患者发热恶寒，咳喘气急，咳黄痰，喉间痰鸣，纳差，便干，舌质略红，苔薄黄，脉浮数。诊断：喘证。辨证：外寒内热证。治法：宣肺平喘，泻肺解痉，降气化痰。处方：炙麻黄2g，杏仁3g，生石膏30g，桑白皮5g，桔梗5g，川贝母5g，瓜蒌6g，地龙5g，葶苈子6g，炒莱菔子5g，鸡内金6g，甘草3g。3剂，颗粒冲剂，每日1剂，水冲服，分2次服。

2016年9月13日二诊：患者药后咳喘明显减轻，烧退，咳痰明显缓解。嘱效不更方，继服上方3剂，生石膏减少至10g。

2016年9月16日三诊：患者咳喘明显缓解，痰由黄变白，仍纳差，舌淡，苔白，脉弱。辨证：喘证缓解期。治法：补肾纳气，培土生金，降逆平喘。处方：太子参5g，代赭石6g，生龙牡各6g，山萸肉3g，山药6g，芡实3g，五味子3g，茯苓6g，陈皮3g，鸡内金6g，炒苏子5g，黑芝麻6g。共6剂。

2016年9月23日四诊：患者药后喘息基本消失，纳香，大便通畅。嘱继服上方去炒苏子，6剂，以兹巩固。喘平后给予患者太子参5g，代赭石6g，生龙牡各6g，山萸肉5g，山药8g，地龙5g，黄芪6g，灵芝5g，防风5g，鸡内金6g。共6剂，以兹巩固，防止复感。其后多年每逢感冒或喘咳来我院调理，很少住院输液治疗。

10. 加味止涎汤

【组成】白术8g，山药10g，益智仁5g，桑螵蛸2g，鸡内金6g，茯苓8g。

【功效】健脾燥湿，益肾摄唾。

【主治】小儿多涎症，口水过多，衣襟易湿，面色少华，纳少便溏，舌质淡红，苔薄白，指纹色淡。

【方解】小儿的生理及病理特点：肾为先天之本，而肾气未盛，脾为后天之本，而脾胃功能薄弱，又乳食易伤，故多因寒湿或湿热困脾，升降失常，运化无力，固摄失权而致口水过多，流涎颇出，衣襟易湿。方中白术、山药健脾益气，燥湿和胃；茯苓健脾利湿；益智仁、桑螵蛸补肾固精，收涩涎唾；鸡内金消食积助脾运。

【加减】涎多黏稠而臭，便秘，舌红，苔黄腻者，加连翘、生石膏、知母、槟榔；涎多清稀，怕冷，四肢欠温，换炒白术加党参、干姜；吐白痰者，加半夏、陈皮；心神不宁，哭闹不安者，加钩藤、蝉蜕。

【验案举例】

患儿，男，3岁，2018年3月6日初诊。

小儿流涎1年余，每天需要换护理巾5～8次，口周发红，刺痛，曾用多种偏方治疗，效果不佳。为求进一步诊治故来诊。现症：小儿流涎多，护理巾湿透，纳差，面色少华，大便偏稀，脉细。诊断：小儿多涎症。辨证：脾肾两虚失摄证。治法：健脾燥湿，益肾摄唾。处方：白术 3g，山药 6g，益智仁 5g，桑螵蛸 1g，鸡内金 10g，茯苓 5g，五味子 3g。3 剂，颗粒冲剂，每日 1 剂，水冲服，不定时服用。

2018 年 3 月 9 日二诊：患者药后纳香，大便恢复正常。嘱效不更方，继服上方 3 剂。用上方加减治疗 10 余剂后，患者流涎明显好转，日用 1 ～ 2 块护理巾。

11. 自拟小儿缩泉丸

【组成】山药 8g，乌药 5g，益智仁 6g，麻黄 2g，茯苓 6g，黄芪 10g，白术 8g，党参 10g，石菖蒲 6g，陈皮 10g，升麻 2g，五味子 6g。

【功效】健脾益肾，醒脑缩尿。

【主治】小儿遗尿，症见面色不华，形体消瘦，厌食或异食，小便频数清长，夜尿多，不能自醒，注意力不集中。舌质淡白，或略红，苔白或白腻，脉沉细无力。

【方解】小儿遗尿症大多数与心理因素有关，少数为中枢神经、泌尿系统异常等器质性原因所致。传统中医认为小儿遗尿与肾、膀胱有关。肾藏精，主水，通于脑，为生殖发育之源，并开窍于二阴。膀胱者贮尿排尿贮藏津液，化气行水。如《诸病源候论·遗尿候》写道："遗尿者，此膀胱有冷，不能约于水故也。足太阳膀胱之经，足少阴肾之经，此二经为表里。肾主水，肾气下通于阴。小便者，水液之余也。膀胱为津液之腑，既冷，气衰弱，不能约水，故遗尿也。"本方取李东垣的补中益气汤合缩泉丸加减而成，方中山药、益智仁为君药，补肾缩尿；黄芪、党参、白术、陈皮、升麻为臣药，取李东垣补中益气汤之意，脾的运化功能健全，亦可杜绝生痰之源，以绝痰蒙清窍之弊，同时升清阳，则固摄有力，且土可治水；用小量麻黄辛、苦、温，入肺、膀胱经，能宣肺醒脑，石菖蒲辛温入心胃经，开窍醒神，化痰利湿，均为佐药，现代药理研究表明麻黄能兴奋大脑皮质和皮下中枢神经，增强膀胱括约肌的张力，缓解膀胱功能障碍；五味子酸、甘、温，收敛固涩下焦，亦可防麻黄开宣肺气之太过，故为使药。本方注重上下通调，标本同治，彰显出张景岳"治水必须治气"的原则。如患儿服药平和，需守方守法，坚持治疗，随症加减，并非三、五日可以解决，正如《素问·五常政大论》云："……无毒治病，十去其九。谷肉果菜，食养尽之。"

【加减】口干、舌红，脉数者，去党参、白术、乌药，加黄连、栀子；苔厚腻者，加半夏、莱菔子、鸡内金；纳差腹胀者，加鸡内金、焦三仙、枳壳、川朴、炒莱菔子；便秘者，可加炒莱菔子、玄参、黑芝麻；多日不大便，如羊屎者，可加大黄、芒硝，通便即去。患儿烦躁易怒，尿量少，气味腥臊，色黄浑浊，舌红，苔黄厚腻者，先用泻肝清热利湿的"龙胆泻肝汤"或"泻青丸"，此证泻实要短而快，不必久服，热退浊消后换"小儿缩泉汤"以求治于本。

【验案举例】

裴某，男，6岁，2018年9月22日初诊。

患者尿床间作半年余。现症：尿床，夜间1～2次，尿量多，色淡，难以叫醒，多梦，形体偏瘦，面萎黄，爪甲苍白，舌淡，苔薄白，脉细。诊断：小儿遗尿。辨证：脾肾两虚，固摄失司。治法：健脾益肾，醒脑缩尿。处方：山药8g，桑螵蛸3g，益智仁6g，麻黄2g，茯苓6g，黄芪10g，白术10g，党参10g，石菖蒲10g，陈皮6g，升麻3g，五味子6g，鸡内金10g。

5剂，每日1剂，水煎服，早晚分服。

2018年10月1日二诊：患者药后纳香，面色变红润，仍梦多。夜间尿床1次。舌淡，苔白，脉细。嘱效不更方，继用上方加减治疗30余剂后患者遗尿消失，面色红润，爪甲色泽恢复正常。

12. 加味七味白术汤

【组成】太子参3～10g，茯苓3～10g，炒白术3～10g，藿香叶2～6g，木香2～6g，葛根3～10g，鸡内金3～10g，白芍3～10g，陈皮3～10g，炒山药3～10g，炙甘草2～6g。

【功效】健脾益气，和胃止泻。

【主治】脾胃虚弱，呕吐泄泻，乳食少进，烦渴饮水，羸困少力，舌质淡，苔薄白，脉细弱。

【方解】本方是由《小儿药证直诀》的"七味白术散"去人参加太子参、鸡内金、白芍、陈皮、炒山药而成。方中太子参甘温清补，益气生津，健脾补肺，此药补虚又不峻猛，益气但不提升，生津而不助湿，扶正却不恋邪，为小儿补气之要药，为君药；炒白术健脾燥湿，炒山药扶脾气，益肺肾均为臣药；茯苓甘淡，健脾渗湿，陈皮辛温，行气健脾，化痰止呕，葛根升阳生津，藿香叶芳香止呕，和中化湿，木香调理中焦气机，白芍柔肝缓急，鸡内金消食健脾，诸药合用共为佐药，奏健脾祛湿理气之功；炙甘草甘温，益气和中，调和诸药，为使药。

【加减】外感风寒，伴鼻流清涕、大便清稀多泡沫者，去太子参、炒白术、山药，加防风、苏叶、苍术；湿热偏盛，伴发热、泻下急迫、大便黏腻不爽有黏液、肛门灼热红痛者，去太子参、炒白术、炒山药，加黄连、黄芩、滑石、薏苡仁等；

脾虚甚，食入即便，泻如水便者，加车前子、诃子；腹痛即泻，泻后痛减者，加防风、黄连；四肢欠温者，加干姜；腹胀、纳差、恶心呕吐明显者，加砂仁。

【验案举例】

王某，男，8岁。2018年8月10日初诊。

患儿腹泻10天，日3～5次，粪质稀薄如水样，伴腹痛，泻后痛减，喜温喜按，全身乏力，曾在诊所诊治。诊断为"肠炎"，给予妈咪爱、庆大霉素、头孢等药治疗效果差，故来诊。诊断：泄泻。辨证：脾虚湿胜证。治法：健脾益气，和胃止泻。处方：太子参10g，茯苓10g，炒白术10g，藿香叶6g，木香6g，葛根8g，鸡内金10g，白芍10g，陈皮10g，炒山药10g，防风6g，炙甘草6g。3剂，每日1剂，水煎服，日3次。

2018年8月13日二诊：患者药后腹泻明显好转，腹痛消失，泄泻每日1～3次，仍大便偏稀，乏力减轻，纳香。嘱上方去白芍、防风。5剂，调理以兹巩固。

13. 自拟增液承气汤

【组成】山药5～20g，玄参6～20g，麦冬3～10g，生地黄5～15g，白术3～15g，枳壳3～10g，黑芝麻3～15g，升麻2～6g，炒莱菔子3～12g。

【功效】益气养阴，润肠通便。

【主治】气阴两亏，小儿便秘，临床见大便秘结，甚则粪干如羊粪，数日不解。患儿因排便时疼痛而恐惧排便，伴大便涩滞不畅，脘腹胀满，形体消瘦，面色不华，食欲不佳，气怯神疲，夜间睡眠不安，易哭闹，舌质淡红，苔薄白或少苔，脉细或细数。

【方解】此方为治疗小儿便秘之气阴两亏证的方剂。如患儿数日未大便，首先用 2 ～ 3 剂导泻通腑剂，待硬宿便排出后，随即使用增液通便汤，守方服用使疾病十去其九，方可停药。方中山药甘平补脾胃益肺肾，为排便提供了动力，玄参甘、苦、寒，清热养阴，解毒通便，为便秘提供了水分，共为君药；生白术助山药以扶脾，麦冬、生地黄协助玄参而滋阴增水，共为臣药；枳壳行气降浊，黑芝麻润肠通便，炒莱菔子消食除胀，升麻升清降浊，共为使药。全方相伍升清降浊，益气养阴，增水行舟。

【加减】大便干结，数日未行，苔黄厚腻者，去山药、白术，加少量大黄、芒硝，待大便通下后，则应停药，以免泻下太过，伤及正气，随即服用增液承气汤，以巩固疗效；口臭、睡中磨牙者，加鸡内金、槟榔；形瘦、纳差者，加鸡内金、焦三仙；腹胀者，加川朴、陈皮；口中流涎者，加鸡内金、益智仁；口干多食，五心烦热者，加连翘、栀子、淡豆豉；尿赤味臊者，加灯心草、竹叶、通草。

【验案举例】

患儿，女，6 岁，2018 年 3 月 12 日初诊。

大便秘结 3 ～ 5 日 1 行，大便质干结如羊粪，伴腹胀。舌质红，苔厚腻、脉滑。每天服益生菌治疗便秘，效差。故来诊。诊断：便秘。辨证：阳明腑实证。治法：泻腑通便。给予调胃承气汤加减。处方：生大黄 3g，芒硝 2g，甘草 3g，炒莱菔子 10g，厚朴 6g。3 剂，每日 1 剂，水冲服。嘱大便通后停药。

2018 年 3 月 15 日二诊：患者服药第 2 剂后大便通，仍干，如羊粪，腹胀减轻。3 剂后腹胀消失，大便仍干，排便费力，舌质红，少苔，脉细。辨证：气阴两虚证。治法：益气养阴，润肠通便。处方：山药 10g，玄参 15g，麦冬 10g，生地黄10g，白术 10g，枳壳 6g，黑芝麻 15g，升麻 3g，炒莱菔子 8g，厚朴 6g。5 剂，水煎服，每日 1 剂，早晚分服。

2018 年 3 月 20 日三诊：患者药后大便通畅，1～2 天 1次。为巩固治疗继服自拟增液承气汤 10 剂。嘱平时多饮水，吃足量的水果蔬菜。

14. 自拟健脾平肝祛风汤

【组成】白术 5～15g，枳壳 3～10g，天麻 2～6g，钩藤 3～10g，白芍 3～10g，白蒺藜 3～6g，全蝎 1～3g，连翘 3～10g，焦山楂 3～10g，炒莱菔子 3～10g。

【功效】健脾消食，平肝祛风。

【主治】小儿眨眼症。症见小儿眨眼频繁，不能自控（单眼或双眼），伴眼痒眼干，喜揉双眼。常见偏食纳差，夜寐不安，大便 1～2 日一行，偏干。舌尖略红，苔白，脉细弦。

【方解】方中白术、枳壳取《脾胃论》李东垣的枳术丸之效，健脾消积为君药；天麻、钩藤，清肝泻火，平肝息风为臣药；白芍柔肝，全蝎辛、平，祛风逐邪，通络止痉；白蒺藜苦、辛、平，归肝经，平肝解郁，散风明目，下气行血，配全蝎疏散风邪去外风，又能解痉止痒以息内风，引诸药直达病所；连翘解毒散结，易消食积之热，焦山楂可消一切饮食积滞，尤善于消肉食油腻之积；炒莱菔子下气消食，长于消谷、面之积，合为佐使药，共奏扶土抑木之效，诸症自愈。

【加减】口臭、便秘，加槟榔、鸡内金、大黄；小便赤、睡觉不踏实，加灯心、通草；腹胀、苔白腻，加陈皮、半夏、茯苓；疲乏无力、面黄肌瘦，加太子参、山药；体虚易感冒，加生黄芪、防风。

【验案举例】

贾某，男，5 岁，2018 年 7 月 14 日初诊。

患儿双眼眨眼频繁，不能自控，伴眼痒眼干，喜揉双眼半年余，曾就诊于西医儿科，效差。故求助于中医治疗。患者形体偏瘦，纳差，夜寐不安，大便 2 日一行，质干，舌尖红，苔白，脉细弦。诊断：小儿眨眼症。辨证：土虚木摇证。治法：培土抑木。处方：白术 6g，枳壳 6g，连翘 6g，焦山楂 10g，天麻 5g，全蝎 1g，钩藤 6g，白蒺藜 5g，炒莱菔子 6g，白芍 8g，生大黄 2g。3 剂，颗粒剂，每日 1 剂，水冲服。日 3 次。

2018 年 7 月 17 日二诊：患者药后大便通畅，双眼眨动明显减轻，纳香。嘱上方去生大黄，5 剂。加减服用健脾平肝祛风汤 20 余剂后目眨消失，纳香，眠安。

15. 加味六味地黄汤

【组成】 熟地黄 3～10g，山药 3～12g，山萸肉 3～10g，丹皮 2～6g，茯苓 3～10g，泽泻 2～6g，党参 2～10g，莲子 2～10g，石菖蒲 2～6g，远志 2～10g，生龙牡各 5～15g，川牛膝 3～10g。

【功效】 益肾健脾，养心开窍。

【主治】 小儿五迟。患儿筋骨痿弱，发育迟缓，头发稀少，色泽无华，坐起、站立、行走、生齿及语言等明显迟于正常同龄儿童，常伴智力低下。小儿 2～3 岁还不能站立、行走为立迟、行迟；1～2 岁还不会说话为语迟；初生毛发少或无，随年龄增长仍头发稀疏难长为发迟；牙齿到时未出或出之甚少为齿迟。

【方解】 本方为钱乙《小儿药证直诀》的六味地黄丸加味，方中熟地黄、山萸肉、山药、党参为"四补"，滋养肝、脾、肾，填精益髓，补其不足以治本；茯苓、丹皮、泽泻为"三泻"，渗湿浊，清虚热，平其偏胜以治标；配莲子养心安神；石菖蒲化湿开窍；远志祛痰开窍；生龙骨、生牡蛎可壮骨平肝，收敛精气；川牛膝补肝肾的同时可活血祛瘀，可防补药之滋腻。本方以补为主，泻浊为辅，化痰开窍为佐使。

【加减】患儿智力差，语迟者，加益智仁、胡桃肉、桂圆肉等；立迟、行迟者，加五加皮、杜仲、龟板、鳖甲；齿迟者，重用龙骨、牡蛎，加龟板、鳖甲；头发不荣或稀疏黄者，加当归、黄精、鸡血藤；纳差，神倦，喜卧懒言者，加黄芪、白术、陈皮；肢体紧张拘挛者，加白芍、丹参、鸡血藤、甘草；汗多者，加五味子、黄芪、白术；遗尿者，加益智仁、乌药；便秘者，加肉苁蓉。

【验案举例】

程某，男，5岁，2017年7月17日初诊。

患者语言迟慢，不善言谈。形体消瘦，面色萎黄，口中异味，纳差，二便正常，地图舌，脉沉细无力。诊断：语迟。辨证：脾肾两虚证。治法：先健脾消积，后补肾健脾。处方：党参6g，麦冬6g，五味子3g，焦神曲10g，焦山楂6g，茯苓6g，半夏6g，陈皮6g，枳壳5g，炒莱菔子10g，槟榔3g，甘草3g。6剂，每日1剂，水煎服，早晚分服。

2017年7月26日二诊：患者药后纳香，地图舌面积较前减少，口中异味减轻，仍不善言谈，舌质红，脉沉。辨证：脾肾两虚证。治法：健脾补肾，醒脑开窍。处方：生地黄10g，山萸肉6g，生山药10g，茯苓6g，炒白术6g，泽泻6g，丹皮3g，石菖蒲5g，远志5g，炮甲珠2g，鸡内金5g，甘草3g。10剂，水煎服，每日1剂，水煎服，早晚分服。

2017年8月8日三诊：患者可以主动说话，食欲尚可，大小便正常。效不更方，嘱上方加川芎6g，以理气活血，宣郁开窍。7剂，水煎服，1日1剂，早晚分服。

2017年8月16日四诊：患者家属口述孩子说话较前流利，性格变开朗，饮食也较前好转。给与上方7剂，以兹巩固。

六、加味启膈饮

【组成】党参15g，沙参10g，丹参15g，茯苓15g，川贝母6g，郁金10g，砂仁6g，荷叶蒂2个，焦建曲15g，白花蛇舌草15～30g，山慈菇10g，莪术10g。

【功效】益气养阴，解毒散结。

【主治】食道癌、胃癌、肺癌、肝癌、大肠癌及其他癌病的预防和术后调理。

【方解】"启膈散"是程国彭《医学心悟》治疗"噎膈"之方，他认为"三阳结谓之膈，结，热结也，热盛则干"。噎膈症不出"胃脘干燥"四字，深得膈症要领。根据肿瘤的病机，早期热毒嚣张，极易伤津耗液，湿气凝练则成痰，痰凝气滞，瘀阻络脉，痰气瘀毒交结，日久形成积块。目前西医对早、中期肿瘤的治疗，运用"手术切除"的技术已很成熟，但为预防转移与复发，临床上会根据患者的情况安排术后放疗或化疗，不过化、放疗药物在消灭肿瘤细胞的同时，也会灼伤患者精气，形成乏力、气短、咽干口燥、大便干结、五心烦热等气阴两虚的证候群。故方中选党参、沙参益气养阴；白花蛇舌草、山慈菇、莪术抗癌解毒，化痰散结，白花蛇舌草早期重用，晚期减量，以防苦寒伤胃；丹参养血散瘀；川贝母、郁金苦辛泻降，化痰解郁，祛瘀止痛；茯苓甘淡和中；砂仁沁香悦脾，妙在借荷蒂少阳升发之气，升举清阳；焦建曲消食健胃，降浊气，顺其阴阳升降之气机而固后天之本，谓有胃气则生。癌症病人治疗时间漫长，此药久服无毒副作用，常常能缓解症状，延长生命，或使患者带癌生存，预防复发。

【加减】癌病早期热毒蕴结严重者，加重楼、半枝莲、蒲公英等；癌区疼痛难忍者，加乳香、没药、延胡索、全蝎、土元等；纳差、腹胀者，加枳壳、川朴、鸡内金等；肺癌加山慈菇，痰中带血加青黛、蛤壳、鱼腥草；咳甚、痰多加百部、紫菀、款冬花、瓜蒌、半夏等；肝癌者，右胁持续性胀痛或刺痛，入夜更甚，或可触及肿块、质硬不平，疼痛拒按者，加鳖甲、三棱、半枝莲、川楝子、延胡索等，还可合服大黄䗪虫丸；大肠癌，腹部阵痛，里急后重，大便干稀不调，排便次数增多或减少，便中带血或黏液脓血，肛门灼热，可加白头翁、败酱草、槐角、地榆、重楼、木香、当归、槟榔等；乳腺癌，术后调理较多，常伴乳房抽痛，可加柴胡、瓜蒌、鱼腥草、桔梗、川楝子、延胡索等；子宫颈或卵巢癌，术后调理较多，常见小腹下坠，可加柴胡、升麻、白芍、当归、白术、山药等。

【验案举例】

案例1

王某，女，74岁，临汾市人，2016年12月30日初诊。

反复咳嗽1月余，半月前在本市人民医院诊断为左肺肺癌并肺内转移（晚期）。CT示：①左肺中央型肺癌伴阻塞性肺不张；②双肺多发结节。住院治疗半月余，咳嗽不能缓解。现症：患者精神萎靡，面浮色暗，阵发性呛咳，咽痒，胸闷气憋，时咳，吐血痰，痰稀稠交替，纳差，舌暗红，有瘀点，舌苔白腻，脉弦数。诊断：肺岩。辨证：痰湿瘀毒阻肺证。治法：行气活血，解毒散结。处方：鱼腥草20g，鸡内金15g，柴胡10g，青黛3g，海蛤壳10g，炒苏子10g，白花蛇舌草30g，焦三仙各15g。

2017年1月15日二诊：服药15剂后，患者精神明显好转，胸闷、咳嗽、咳血明显减轻、饮食转佳。咽部自觉有异物感。舌苔白腻，脉滑。辨证为痰气交阻证。治当理气化痰，散瘀消结，佐以解毒。给予半夏厚朴汤合启膈饮，加山慈菇15g，玄参10g，鸡内金15g，白花蛇舌草15g。

2017年2月3日三诊：服药15余剂，咳嗽时轻时重，伴咽痒，痰多黏，眠差，舌质暗，舌苔黄腻，脉弦数。辨证为痰瘀内热蕴肺证，治当清热豁痰，化瘀安神，给予启膈饮加鱼腥草30g，山慈菇10g，半枝莲10g，昆布10g，海藻10g，炒枣仁20g，桔梗10g，鸡内金15g。15剂。患者用药后精神转好，咳嗽吐痰明显好转，胸闷较前减轻，咳血消失。

2017年5月25日出现腹泻，日3～4次，伴乏力，苔薄白，脉细，方选参苓白术散加减扶正健脾善后调理。此后患者每月间断服用启膈散加味10余剂以兹巩固。现面色红润如常，基本无咳嗽，有时还可干农活。2017年9月复查CT：左肺肿物明显变小，于10月9日兄弟二人手捧锦旗以表感谢。

案例2

杨某，男，75岁，尧都区人，2018年7月2日初诊。

胃大部切除术后吞咽不利3年，加重1月。3年前胃大部切除术后吞咽不利，偶饮食不慎则反酸、胃灼热，患者精神差，形体瘦弱，体重3年减少25kg，面色㿠白，纳差，二便常，舌质红、舌体瘦，苔白，脉弦细。诊断：噎膈。辨证：阴虚燥热，痰气互阻，肝胃不和。治法：滋阴润燥，解郁化痰，兼健脾和胃。处方：郁金10g，沙参10g，丹参20g，浙贝母10g，荷叶10g，茯苓10g，砂仁6g（后下），乌贼骨20g，白及6g，延胡索10g，蒲公英20g，鸡内金15g，焦神曲15g，甘草6g。5剂，每日1剂，水煎服，早晚分服。

2018年7月7日二诊：患者药后自觉咽中顺畅，精神好转，面部有光泽，舌脉同前。继上方去清热解毒之蒲公英，加石斛10g、麦冬10g以加强养阴润燥之功，灵芝6g以提高患者的免疫力，山慈菇10g、莪术10g软坚散结，抗肿瘤。5剂，每日1剂，水煎服，早晚分服。

2018年7月18日三诊：患者药后自觉吞咽不适感较前明显减轻，面色日渐红润，精神进一步好转，纳香，舌淡苔白，微腻，脉象较前有力。继前方去山慈菇。5剂，每日1剂，水煎服。给予食疗饼子方：核桃仁、黑芝麻、鸡内金、蜂蜜各等份，与白面和一起，做成烧饼。每天嚼服，长期吃。

一年来，间断服用加味启膈饮调理，病情稳定，未出现明显不适。

按语：《内经》云："三阳结谓之膈。结，热证也，热盛则物干。"故我认为噎膈属于燥证，凡噎膈症，不出"胃脘干燥"四字。本病属于本虚标实之证，病本津亏，标为气郁、痰阻、血瘀，故治则以滋阴润燥、开郁理气、化痰活血为主，并时时固护胃气，胃气一振，则化源充足，诸脏皆得其养。治疗方药以启膈散佐以健脾和胃之大法。启膈散出自《医学心悟》卷三，其主要作用是润燥解郁、化痰降逆。现代主要用于抗肿瘤，治疗食道癌、胃食管反流病、反流性食管炎、顽固性呃逆、慢性咽炎、食管炎等的辨证治疗。

此食疗方取材方便，制作简单，长期服用，可以起到健脾补肾、滋阴润燥的奇效。

七、简易小验方

1. 治疗口臭方

薄荷适量，泡水，装瓶备用，饭前饭后频频漱口，每日3次。

2. 治疗口疮方

薄荷、血竭末，泡水，装瓶备用，饭前饭后频频漱口，每日3次。

3. 舌苔厚腻方

佩兰、藿香适量，水煎5分钟，饭后服用，每日2次。

4. 头癣外洗方

苦参15g，蛇床子15g，地肤子15g，百部20g。水煎15分钟，待温洗头，隔日一次，每次约10分钟。

5. 脱发外洗方

香附10g，侧柏叶10g，何首乌10g。水煎15分钟，待温洗头，隔日一剂。洗后用十指敲打患处，约5分钟。

6. 足癣、外阴瘙痒外用方

百部20g，苦参20g，黄柏10g，蛇床子10g，地肤子20g，白鲜皮10g。每日1剂，水煎20分钟，外用泡脚。

7. 噎膈食疗饼

核桃仁、黑芝麻、鸡内金、蜂蜜各等分，与白面和一起，做成烧饼。每天嚼服，长期吃。

8. 解酒茶饮方

葛花10g，厚朴花10g。泡茶饮。

9. 降压茶饮方

罗布麻 6g，菊花 6g，车前草 10g。泡茶饮。

10. 香囊辟秽浊方

藿香、石菖蒲、草果、艾叶各等份适量。制作成香囊佩戴，可以芳香化湿辟秽。

11. 治疗血小板减少症食疗方

家养鸽子或者不打鸣的小公鸡一只，加黄芪 100g、党参 50g、当归 50g。文火炖 30 ～ 40 分钟，喝汤吃肉。鸽子做的食疗方服用 3 天，小公鸡做的食疗方服用 5 天。

12. 神经性皮炎验方

土茯苓 20g，薏苡仁 30g，乌梢蛇 10g，当归 10g，白鲜皮 10g，地肤子 10g。日 1 剂，水煎服，200mL，早晚分 2 次服。

13. 牙痛妙方

（1）血竭末适量，外涂患处。

（2）蜂房 3 ～ 5g，水煎 15 分钟，300mL，早晚分服。疼止则停药。

第四章　用药心悟

1. 琥珀

琥珀散瘀、安神、利尿通淋，善于治疗失眠，尤其治疗夜间醒后难以入睡者效奇。

琥珀性平，味甘。归心经、肝经、膀胱经。主治：镇惊安神、散瘀止血、利水通淋、去翳明目。我在多年的临床工作中，常用此药治疗失眠，尤其是夜间醒后难以入睡者，效果更佳。

2. 六月雪

六月雪保肝益肾利尿，治疗慢性肝炎、肾炎有水肿者效佳。

六月雪味淡、微辛、性凉。功能为健脾利湿，疏肝活血。用于小儿疳积，急慢性肝炎，经闭，白带，风湿腰痛。《安徽药材》记载"与老母鸡同煮，能治慢性肾炎水肿。"广州部队《常用中草药手册》记载："疏肝解郁，清热利湿，消肿拔毒。治急、慢性肝炎，风湿腰腿痛，痈肿恶疮，蛇伤。"在临床工作中治疗肝炎、肾炎引起的水肿常用此药，这可能与其健脾利湿活血功能有关，脾主运化水湿，为后天之本，脾的运化功能正常，则水津四布，五经并行。

3. 蟾衣

蟾衣强心利尿、解毒抗癌治疗慢性肾炎、肝炎、抗癌。

蟾衣味辛，凉，有毒，归肝、脾、肺经。善于强心利尿、消肿、解毒、止痛、抗癌、抗辐射等，可治疗心力衰竭、口腔炎、咽喉炎、咽喉肿痛、皮肤癌等。在崔老及我多年临床实践中常用蟾衣治疗慢性肾炎、肾衰竭、慢性肝炎引起的水肿患者，疗效佳。且认为其有起搏的作用，可用于窦性心动过缓的患者。

4. 血竭

血竭去腐生肌、止痛，亦治慢性肾炎引起的水肿。

血竭性平，味甘、咸，归心、肝经。功效为祛瘀定痛、止血生肌。研末服，0.9～1.5g。临床用治疗妇女月经过多、痛经、咳血、便血、牙痛等。药理研究证实其有抗炎、抑菌、抗血栓作用，对环核苷酸有影响，影响纤维蛋白溶解活性等。我在临床工作中常常用其治疗各种疼痛、肾病综合征、尿毒症，效果颇佳。至于止痛，《医林集要》记载"治嵌甲疼痛：血竭末调敷之。"《杨氏家藏方》中血竭散，治痔漏疼痛不可忍，血竭为细末，用自己的津唾调涂，颇为妙。我常常用其治疗牙痛、口腔溃疡、痔疮等，将血竭粉放到痛处即可。外伤疼痛也常常加用此药。

5. 淫羊藿

淫羊藿可以治疗月经不调、不孕不育。

淫羊藿性温，味辛、甘，归肝经、肾经。功效为补肾阳、强筋骨、祛风湿。现代药理研究表明，淫羊藿的化学成分以黄酮类化合物为主，其有效成分能增强下丘脑－垂体－性腺轴的分泌，具有雌激素样作用，并且可以促进性激素分泌、提高性功能，对生殖内分泌系统有调节作用。我在临床中常用淫羊藿治疗妇科疾病，如围绝经期综合征、卵巢早衰、不孕症、多囊卵巢综合征、先兆流产等。

6. 佩兰

佩兰芳香化湿辟秽，治疗口黏腻。

佩兰性平，味辛，归脾、胃、肺经。功效为芳香化湿，醒脾开胃，发表解暑。用于湿阻脾胃、脘腹胀满、湿温初起，以及口中甜腻等症。佩兰气味芳香，善于化湿醒脾，功效与藿香相似，治疗湿阻脾胃证候，两药往往相须为用。此外，又适用于湿热内阻，口中甜腻多涎、口气腐臭之症。《素问》记载其治脾瘅口甘。口中黏腻中医认为是由于体内有湿。脾主运化水湿，因此健脾为治疗之根本，而其病位在上焦，治上焦如羽，非轻不举，佩兰质轻，气味芳香是醒脾化湿之良药，因此佩兰是治疗口中黏腻的佳品。

7. 生石膏

生石膏清热解肌，而无寒凉之弊。

生石膏味甘、辛，性大寒，归肺、胃经。主要用于外感热病，治疗高热烦渴、肺热喘咳、胃火亢盛、头痛、牙痛等症。用量为 15～60g，先煎。

张锡纯言："石膏之质，是以凉而能散，有透表解肌之力。外感有实热者，放胆用之直胜金丹。盖石膏生用以治外感实热，断无伤人之理，且放胆用之，亦断无不退热之理。惟热实、脉虚者，其人必实热兼有虚热，仿白虎加人参汤之义，以人参佐石膏亦必能退热。"我平素用生石膏的作用有二：退高热一也；清肺止咳喘二也。退热时体温大于 40℃，则石膏用量为 90g，待体温平稳再分别减量至 60g、45g、30g，体温恢复正常则常规用 15g。如治疗咳喘典型方剂麻杏石甘汤。

8. 代赭石

代赭石重镇降逆，平肝潜阳，凉血止血，又可降压。

代赭石色赤，性微凉，归肝、胃、心经。其质重坠，又善镇逆气，降痰涎，止呕吐，通燥结，用之得当有奇效。我平素用其降压、降逆气、喘证者效佳。如玄参钩藤汤治疗高血压、参赭镇气汤治疗咳喘。

9. 龙骨、牡蛎

龙骨、牡蛎为平喘、安神、降压之良药。

龙骨味甘、涩，性平。质黏涩，具有翕收之力，能收敛元气、镇精安神、固涩滑脱。牡蛎味咸而涩，性微凉，能软坚化痰、善消瘰、止呃逆、固精气，治女子崩带。龙骨常与牡蛎合用，有相得益彰之妙，善于摄敛正气、治疗痰喘，宁心安神、治疗失眠，收敛固涩、止崩止带。

临床中治疗喘证、失眠、多梦、高血压等患者，其脉甚弦、硬者，加用龙骨、牡蛎，如参赭镇气汤、桂枝甘草龙骨牡蛎汤、镇肝息风汤等皆重用龙骨、牡蛎。

10. 木鳖子

木鳖子止三叉神经痛，安全且效佳。

木鳖子味苦、微甘、温，有毒。有特殊的油腻气，为葫芦科娄兰子的果种，不是有毒的番木鳖（马钱子）。木鳖子有外壳，马钱子无外壳，有灰绿绒毛，千万不能用错。且用此药时须挑拣无霉变的。功效为消肿散结，祛毒。用于治疗痈肿、疔疮、瘰疬、痔疮、无名肿毒、癣疮，风湿痹痛，筋脉拘挛。

我在多年的临床工作中多用其消肿、化瘀通窍止痛，如三叉神经痛、风湿关节痛、外伤后腰背痛、脑胶质瘤等，效果颇良。其具体用法为，每次用木鳖子1个，破核，用仁，开水煎15分钟，再兑入中药中服用，疼痛减轻或者消失后去除本药。其止痛作用在古籍亦有记载，如《本草求原》记载："木鳖子治一切寒湿郁热而为痛风瘫痪、行痹、瘟厥、脚气、挛症、鹤膝。"《圣济总录》载，治跌打损伤，瘀肿疼痛可配肉桂、丁香等研末，生姜汁煮米粥调糊外敷，如木鳖裹方。其止痛之功效现代药理研究较少，其止痛之功能可能与其能消肿散结、减轻卡压有关。

11. 绞股蓝

绞股蓝降浊气、调三高，调节内分泌。

绞股蓝微甘，性凉，归肺、脾、肾经，功效为益气健脾，化痰止咳，清热解毒。主治体虚乏力、虚劳失精、白细胞减少症、高脂血症、病毒性肝炎、慢性胃肠炎、慢性气管炎等。我在临床中常常用其治疗三高症、调节内分泌疾病等，效果很好。

12. 灵芝

灵芝提高免疫力，补气安神，止咳平喘。

灵芝性平，味甘。归心经、肺经、肝经、肾经。功效为补气安神、止咳平喘。现代药理研究认为，灵芝可强心、降压、抗血小板凝聚、抗血栓、祛痰止咳平喘、抗氧化、延缓衰老、抗炎、抗肿瘤，还能提高代谢，增强免疫功能，影响机体代谢和内分泌功能。

我在多年的临床工作中常用的作用有二：提高免疫力一也，尤其是老年、体弱多病的、平素易感的、有慢性病的患者；抗过敏止咳喘二也，尤其是咳喘的缓解期。

13. 龟甲

龟甲祛瘀生新，为治疗妇科崩漏之要药。

龟甲性微寒，味咸、甘。归肝经、肾经、心经。功效为滋阴潜阳，益肾强骨，养血补心。

我在多年的工作中认为其为血肉有形之品，得阴气最足，峻补阴血，擅通利任脉。血虚滞于经络，得此可解。结邪气郁于隧道，得此可通，其塞因此。崩漏、月经过多、人流术后患者多加此药。因以上疾病多伤血，久之气血双亏。因此补阴血，通任脉尤其重要。

14. 罗布麻叶、羚羊角

罗布麻、羚羊角降血压。

罗布麻性凉，味甘、苦。归肝经，功效为平肝安神、清热利水。用治肝阳眩晕、心悸失眠、浮肿尿少、高血压、神经衰弱、肾炎浮肿。现代药理试验表明，水煎剂有降压作用，同时还具有止咳、祛痰、利尿等作用。

羚羊角性寒，味咸，归肝、心经。功效为平肝息风，清肝明目，散血解毒。主治肝风内动、惊痫抽搐、妊娠子痫、高热痉厥、癫痫发狂、头痛眩晕、目赤翳障、温毒发斑、痈肿疮毒。我常常用其治疗青年高血压患者。青年患者多阳气胜，加之工作压力大，生活不规律，久之暗耗阴血，阴虚动风，则加重高血压发病，羚羊角清肝、平肝，治疗高血压时加用此药效果颇佳。

15. 重楼

重楼解毒消肿，抗肿瘤。

重楼性微寒，味苦，有小毒，归肝经。功效为清热解毒，消肿止痛，凉肝定惊。实验表明，水煎剂有抑菌止咳作用，皂苷部分有抗癌作用，并有镇痛镇静、抗菌、杀精子、止血、加强子宫收缩等作用。在临床中我用其治疗各种癌症及癌前病变，如食道癌、胃癌、胃黏膜肠化生、子宫肌瘤、银屑病、顽固性皮肤病等。

16. 泽兰、泽泻

泽兰、泽泻联合可保肾利水。

泽兰性微温，味苦，归肝经、脾经。功效为行血利尿，散郁疏肝。临床用于月经不调、经闭、痛经、产后瘀血腹疼、身面浮肿、跌打损伤、疮痈肿痛等。《妇人良方》引张氏方记载："治产后血虚，风肿，水肿。泽兰叶、防己等分。上为末，每服 6g，温酒调下。不能饮者，醋汤调亦可。"《福建药物志》记载："治水肿，泽兰、积雪草各 30g，一点红 25g。水煎服。"现代药理研究表明泽兰有改善微循环障碍、抑制血液凝固、强心的作用。

泽泻性味甘，寒。功效为利水，渗湿，泄热。治疗小便不利、水肿胀满、呕吐、泻痢、痰饮、脚气、淋病、尿血。《本草衍义》记载："泽泻，其功尤长于行。"《医经溯洄集》有言："张仲景八味丸用泽泻，是则八味丸之用泽泻者非他，盖取其泻肾邪，养五脏，益气力，起阴气，补虚损之功。"《本草正义》又言："泽泻，最善渗泄水道，专能通行小便。"现代药理研究泽泻具有降血脂、保肝、利尿等作用。

我在临床中泽兰泽泻相须为用，用于治疗各种水肿，尤其是急慢性肾炎引起的水肿，效果颇佳。

17. 连翘

连翘为清热消食化积之良品。

连翘性微寒，味苦，归肺经、心经、小肠经。功效为清热解毒、消肿散结。然其消食化积之功效则鲜知。在临床中，有食积的患者尤其是儿童，常常由于消化不良而导致食积，积久化热，而致纳差、手足心热、烦躁、口干等。用连翘既可以清热又可以化积食，如保和丸中用连翘即是治疗化积清热的典型方剂。

18. 地龙

地龙可活血通络，化痰平喘。

地龙，性寒，味咸，归肝经、脾经。功效为清热定惊、通络、平喘、利尿。用治高热神昏、惊痫抽搐、关节痹痛、肢体麻木、半身不遂、肺热咳嗽、尿少水肿。药理研究证实其具有溶栓、抗凝血、利钠、利尿、降低三酰甘油作用。医家平素皆知其有活血通络之功，鲜知其有化痰平喘之实。我在喘证的缓解期用健脾法培土生金以固本，加地龙化痰平喘以防其复发。

19. 延胡索

延胡索止痛、安眠效捷。

延胡索又名元胡、玄胡，为罂粟科紫堇属多年生草本植物。延胡索史载于《开宝本草》，性温，味辛苦，入心、脾、肝、肺经，是活血化瘀、行气止痛之妙品，尤有止痛之功效而著称于世。临床证实本品止痛作用较乳香、没药、五灵脂为强，为中药中的止痛良药，对胃脘作痛及经行腹痛尤为效捷。

现代研究证实，延胡索中可分离出15种生物碱，其中延胡索甲素、乙素、丑素、癸素均有镇痛作用，尤以延胡索乙素（四氢帕马丁）的镇痛、镇静作用最为显著。在临床中我常常用延胡索治疗顽固性失眠，效果也很好。

20. 土茯苓

土茯苓治疗妇科感染，可降尿酸。

土茯苓甘、淡，平，归肝、胃经。功可解毒，除湿，通利关节。主治梅毒、汞中毒所致的肢体拘挛、筋骨疼痛、湿热淋浊、带下、痈肿、瘰疬、疥癣等，近代又有用于钩端螺旋体病的报道。我在多年临床中常用其治疗带下病及痛风等。

妇女带下病属于湿热下注者，可见于现代医学的阴道炎、子宫颈炎、盆腔炎、妇科肿瘤、HPV（＋）等疾病，表现为赤白带多、瘙痒、有异味、腹痛等，加用此药，效果奇佳。常用处方为健脾清带汤，可健脾益肾、利湿止带。组方：土茯苓20g，山药30g，薏苡仁30g，连翘12g，煅龙牡各20g，乌贼骨15g，茜草10g，甘草6g。中医认为痛风是由于湿浊瘀阻，停着精髓而致骨节肿痛，故用土茯苓健胃祛风湿。脾胃健则营卫从，风湿去则筋骨利。常用处方：土茯苓20g，桂枝10g，白术18g，甘草6g，萆薢10g，川牛膝10g，薏苡仁30g。

21. 牵牛子

牵牛子可治疗肾病、尿毒症引起的水肿。

牵牛子味苦辛、性寒，有毒，归肺、肾、大肠经。具有泻下逐饮，下气化痰，除积杀虫的功效。主治水肿、腹水、痰饮喘息、大便秘结、食滞虫积、痈疽肿毒。水煎服用量3～6g。因泻下作用较强，用此药须顾护正气。崔老认为其有抑制肾素的作用。临床常用于治疗肾病综合征、慢性肾炎、尿毒症引起的水肿及肾性高血压。

22. 竹茹

竹茹止血效捷。

竹茹甘，微寒，入肺、胃、胆经，其主要作用为清热化痰，除烦止呕。

（1）清热化痰开郁：①用于胆虚痰热郁结、烦闷不宁、不得眠等证，可与枳实、茯苓、半夏、陈皮、甘草、生姜同用，如温胆汤。②用于中风痰迷心窍、舌强不能言，可与胆南星、菖蒲、茯苓、半夏、橘红、枳实、人参、甘草、生姜同用，如涤痰汤。

（2）清热止呕：①用于湿热呕吐，可与黄连、半夏、陈皮同用，如黄连橘皮竹茹半夏汤。②用于胃虚热所致的呕吐或呃逆，可与橘皮、党参、甘草、生姜、大枣同用，如橘皮竹茹汤。

（3）清热除烦：用于热病后余热未尽，心烦意乱，可用竹叶、石膏加竹茹、芦根。然而，竹茹清热化痰、和胃止呕的功能众所周知，但认识其止血性能者，却为数不多。在《普济方》中记载："月水不断，青竹茹微炙，为末，每服三钱，水一盏，煎服。"陈修园《医学实在易》论"吐衄咳下各血证"篇中说："出血证用新刮青竹茹一捻，随宜佐以寒热补泻之品一服即效。"我在治疗崩漏、月经过多及各种出血性疾病时，在辨证的基础上加一味竹茹，不仅可以改善药的口感，而且价廉效佳。

23. 山楂

山楂助消化，活血散瘀效捷。

山楂，酸、甘、微温，归脾、胃、肝经。功效为消食健胃，行气散瘀。治疗肉食积滞、胃脘胀满、泻痢腹痛、瘀血经闭、产后瘀阻、心腹刺痛、疝气疼痛。主要用于助消化、降血脂、抗动脉粥样硬化、强心、抑菌等。山楂消食健胃的功效主要与助消化、抑菌等药理作用有关，为其治疗肉食积滞、胃脘胀满、泻痢腹痛等提供了药理学依据；行气散瘀的功效也主要与降血脂、抗动脉粥样硬化、抗心肌缺血等药理作用有关。我在临床中常用于治疗心脑血管疾病，其用量为 20～30g，如益气散瘀化浊汤、山虎降脂汤等。

24. 水蛭

水蛭见血化水，破血逐瘀而不伤正。善于治疗心脑血管疾病、闭经、月经后期、流产术后、子宫肌瘤、关格、血小板增多症等。

水蛭咸苦，平，有毒，入肝、膀胱经。主治月经闭止、癥瘕腹痛、蓄血、关格、损伤后瘀血作痛、痈肿丹毒等。现代研究认为其具有抗凝血、抗血栓、保护脑神经、抑制肿瘤血管生成、抗纤维化的作用。

《本经》记载水蛭"主逐恶血、瘀血、月闭，破血瘕积聚，无子，利水道"。《医学衷中参西录》云"破瘀血而不伤新血，专入血风而不伤气分。"可见水蛭药性平和，祛瘀之功甚宏，而无伤正之弊。故凡病机有瘀血阻滞者，不论新旧沉疴痼疾，亦不论体质强弱，均可酌情配伍。在我的临床工作中对于中风后遗症、冠心病、闭经、月经后期、流产术后、子宫肌瘤、肾炎、血小板增多症等常常用到此药。

25. 僵蚕

僵蚕可治疗糖尿病周围神经病变。

僵蚕，辛、咸，性平，无毒，入肺、肝经。具有息风止痉，祛风止痛，化痰散结，活络通经之功效。其味辛能散、能疏、能祛风通络，以解除肠道痉挛而达到止痛之功效；味咸"能下、能软"，具有软坚散结的作用，重用僵蚕能有效地治疗哮喘、咽炎、扁桃体炎、黄褐斑、强直性脊柱炎。我在临床过程中经常用于治疗和预防糖尿病周围神经病变。

第五章　医案集锦

一、血小板增多症案

张某，男，60 岁，2016 年 1 月 10 日初诊。

主诉：体检发现血小板增多 3 年余。

现病史：2013 年 11 月因眩晕在临汾市人民医院检查时发现血小板 730×10^9/L，血压 180/100mmHg。经骨髓穿刺、融合基因等相关检查诊断为：①原发性血小板增多症；②高血压病（3 级，极高危）。给予干扰素，阿司匹林抗血小板聚集，参芎改善血管通透性，斑蝥抗肿瘤等对症治疗。住院治疗 10 天后，血小板降至 708×10^9/L。在多地多家医院治疗，效果均不理想。于 2016 年 1 月来我处就诊，患者血小板 806×10^9/L，血压 140/84mmHg，面赤口干，舌红，苔燥，脉弦数。

中医辨证：血热瘀阻证。

治法：清热凉血，破血逐瘀。

处方：加味犀角地黄汤合桃红四物汤。羚羊角 3g（冲服），水牛角 30g，生地黄 30g，白芍 15g，丹皮 10g，鳖甲 15g，当归 20g，丹参 30g，川芎 12g，桃仁 10g，土元 6g，水蛭 3g，地龙 10g，川牛膝 15g，红花 10g，莪术 10g。5 剂，水煎服，早晚分服。

2016年1月18日二诊：患者药后面红目赤稍好转，偶恶心，嘱水蛭装胶囊服用，减轻服药时的不适感，上方加陈皮10g、半夏10g以健脾和胃，继服5剂。

患者用此方加减治疗一月余，血小板维持在311～381×10^9/L，嘱停用干扰素、阿司匹林。每月复查一次血常规，并中医辨证治疗2～3个月，连续三个月血小板均在正常范围之内，为巩固疗效，给予自制中药益气活血散治疗3个月，疗效满意，至今未复发。

二、顽固性瘙痒症案

高某，男，51岁，尧都区人，2018年6月28日初诊。

主诉：全身起风团间作4年余，加重伴剧烈瘙痒1周。

现病史：患者4年前受风后全身起风团，瘙痒，严重影响睡眠及生活质量，曾口服、静脉点滴抗过敏、提高免疫力的药物，效差，风团此起彼伏，一直未能得到控制。纳可、大便偏干、小便正常，舌质红、苔白腻，脉浮数。

既往史：慢性胃溃疡4年，口服奥美拉唑胶囊，控制尚可。

体格检查：全身散在风团，色红，有抓痕。

中医诊断：瘾疹。

西医诊断：慢性荨麻疹。

辨证：血虚受风兼湿热证。

治法：养血祛风止痒，兼清湿热。

处方：加味消风散。荆芥10g，防风10g，火麻仁20g，蝉蜕10g，苦参10g，苍术10g，当归10g，生地黄15g，知母10g，生石膏20g，牛蒡子10g，通草6g，丹参20g，百合20g，乌贼骨 20g，白及 6g，白鲜皮 15g，甘草 6g。5 剂，每日 1 剂，水煎服，早晚分服。

2018 年 7 月 2 日二诊：患者药后风团较前减少，瘙痒减轻，睡眠较前好转，大便恢复正常，舌脉恢复正常。嘱上方去火麻仁加乌梢蛇 10g 以加强搜风通络止痒之功。5 剂，每日 1 剂，水煎服，早晚分服。

2018 年 7 月 8 日三诊：患者药后风团未再发，瘙痒偶发，睡眠明显好转，嘱继服上方 10 剂，再以当归饮子养血以兹巩固。半月后随访，风团未再发作。

按语：慢性荨麻疹是指由各种因素致使皮肤、黏膜、血管发生暂时性炎性充血与组织内水肿，病程超过 6 周者。病因常不确定。临床表现为在躯干、面部或四肢不定时发生风团和斑块。发作从每日数次到数日一次不等。慢性荨麻疹病因复杂，发病机制不明确，治疗较困难，疗程长。此病的主要病机为血虚或血热受风，瘀阻肌表。古云："治风先治血，血行风自灭。"故治疗荨麻疹以养血、凉血、清热祛风止痒为大法。主方选用消风散加减。该患者病程较长，给予乌梢蛇入血散风。病情稳定后再以当归饮子养血祛风以兹巩固。

三、宫颈癌术后漏尿案

南某，女，56 岁，洪洞县人，2018 年 10 月 11 日初诊。

主诉：患者宫颈癌术后漏尿 3 月余，加重 2 周。

现病史：患者 3 月前因阴道有异常分泌物，遂到省人民医院诊疗，诊断为"宫颈癌"，行宫颈癌手术。术后出现小便从阴道排出的症状，有时有便意但尿不出，必须插尿管才能缓解，奔波多地寻求治疗，均效不显。2 周前病情加重，为进一步诊治，故来我院就诊。现症：尿道插管，尿道及阴道麻木不适，渴欲饮水，乏力，精神差，面色稍暗，饮食及大便尚可。舌质红、苔略黄，脉沉细无力。

诊断：术后漏尿。

辨证：伤口破损，尿液旁流，水毒蓄积，气血津亏。

治法：先清热解毒、养阴利尿，后益气养血、托里生肌。

处方：加味猪苓汤加减。半枝莲20g，蒲公英20g，白及6g，白花蛇舌草20g，猪苓10g，茯苓10g，泽泻10g，通草6g，阿胶10g烊化，滑石10g（包煎），白术10g，山药15g，丹参20g，鸡内金15g，甘草9g。7剂，每日1剂，水煎服，早晚分服。

2018年10月18日二诊：患者药后平和，无不适，嘱上方加血竭粉1g冲服、远志10g，以生肌敛疮。继服上方7剂。

2018年10月25日三诊：患者精神转佳，已去尿管，漏尿较前减少，每次可以排尿25mL左右，舌淡苔白，脉细数。嘱停药休息10天后再巩固治疗。

2018年11月3日四诊：患者漏尿明显减少，活动后加重，口干，失眠，舌淡，脉沉细无力。给予内补黄芪汤加减补益气血，养阴生肌。处方：黄芪30g，当归10g，生地黄10g，赤芍10g，党参10g，茯苓10g，川芎10g，麦冬10g，远志10g，肉桂3g，阿胶10g烊化，猪苓10g，白及6g，白花蛇舌草20g，鸡内金15g，甘草9g。7剂，每日1剂，水煎服，早晚分服。

2018年12月7日五诊：服用此方加减20余剂后，漏尿明显渐少，每次可以自行排尿200～250mL，尿道及阴道麻木不适明显减轻，睡眠转好，精神转佳，并可以下地干活。舌淡，苔白腻，继服上方加减20余剂。

2019年1月9日六诊：患者漏尿基本消失，尿后尿道有灼热感，偶阴痒，舌淡红，苔薄白，脉较前有力。给予猪苓汤加薏苡仁20g，苍术10g，黄柏10g，川牛膝10g。加减治疗20余剂。

2019年2月10日七诊：患者漏尿已经消失，阴道不适也消失，精神及面色转佳，已经恢复正常的体力劳动。嘱少食辛辣油腻的食物，适度锻炼，不适遂诊。2019年5月去省肿瘤医院复查，各项指标均未见明显异常。

按语：患者为中年女性，宫颈癌术后漏尿，病情较重，病机复杂。病机主要为伤口破损，尿液旁流，水毒蓄积，气血津亏。治法：清热解毒，养阴利尿，益气养血，托里生肌。急则治其标，缓则治其本，此患者目前因久病气血津虚，并宫颈癌术后局部破损，尿道与阴道之间形成瘘而致漏尿。结合患者的症状及体征，热毒较重，水热互结，膀胱气化失常，先给予清热解毒利湿、养阴利尿，后期热毒去后，给予补气养血、托疮生肌以扶正气，佐以清热解毒。

猪苓汤出自《伤寒论》，治疗水热互结于下焦之证，主要临床表现为口渴欲饮、小便不利、小便涩痛等症，该患者之证符合其病机。明代陈实功在《外科正宗》曰："内补黄芪汤治痈疽发背，诸疮已破后，虚弱无力，体倦懒言、精神短少，饮食无味，自汗口渴，脉涩不睡，并效。"在临床工作中，有慢性虚损性疾病，创面久不收口者，采用此方加减每每获效。在此方的加减中，连翘为疮家之圣药，白及、血竭、远志均是疗疮生肌之佳品，在疮疡病的治疗过程中发挥着重要的作用。

四、唇风案

案例 1

赵某，女，43 岁，2018 年 7 月 24 日初诊。

主诉：口唇发红、干痒、脱皮半年余，加重 1 月。

现病史：患者半年前无明显诱因出现口唇发红、干痒、脱皮，进食后加重，常欲挠抓，严重时口唇肿胀，影响睡眠。先后在北京及太原等地进行中西药治疗，效差。今日瘙痒加重，为求中医治疗故来诊。现症：患者口唇红肿、干痒、脱皮，大便干结，2～3 日一行，舌体胖，苔黄，脉滑数。

诊断中医：唇风。

西医诊断：唇炎。

辨证：表里俱热证（阳明胃经，风火凝结）。

治法：解表清里（清热祛风，泻火解毒）。

处方：双解通圣散加减。荆芥 6g，防风 6g，麻黄 3g，薄荷 10g，生石膏 20g，黄芩 10g，滑石 10g 包，栀子 10g，连翘 10g，桔梗 10g，当归 10g，川芎 10g，赤芍 10g，白术 10g，甘草 9g，乌梢蛇 10g，通草 6g，生大黄 6g（后下）。6 剂，每日 1 剂，水煎服，早晚分服。

2018 年 7 月 30 日二诊：患者药后大便通畅，日 2 次，口唇瘙痒明显减轻，已经可以安然入眠，舌淡苔白，脉和有力。嘱初诊方去生大黄，改为制大黄 6g。继服 6 剂，水煎服，早晚分服。

2018 年 8 月 6 日三诊：患者药后口唇瘙痒基本消失，口唇暗，有唇裂，舌淡红，苔薄白。辨证为气阴两虚风盛；治当健脾养阴，祛风止痒。处方：四君子汤合增液汤加减。党参

10g，白术 10g，茯苓 10g，陈皮 10g，玄参 10g，生地黄 20g，麦冬 10g，防风 6g，荆芥 6g，当归 10g，薄荷 10g 后，鸡内金 15g，山药 18g，丹皮 10g，甘草 9g。10 剂，日 1 剂，水煎服，早晚分服，药尽后病愈。

案例 2

患者，男，13 岁，2018 年 12 月 15 日初诊。

主诉：口唇间断红肿 1 年余，伴额头起红痘半月。

现病史：患者 1 年来无明显诱因间断出现口唇及口周红肿、脱皮及干裂，无明显渗出，曾就诊于多家医院，应用多种润肤及糖皮质激素类软膏治疗，效果欠佳，病情时轻时重，迁延不愈，近半月额头又起红痘，为求进一步诊治，故入我科，查：舌质红，苔薄白，脉滑。

既往史：4 年曾有过敏性紫癜病史，目前已痊愈。

中医诊断：唇风。

辨证：脾胃湿热，风火凝结。

治法：祛风清热，泻火解毒。

处方：双解通圣散加减。重楼 9g，防风 10g，荆芥 10g，麻黄 5g，薄荷 6g，连翘 10g，栀子 10g，生石膏 15g，当归 10g，白芍 10g，白术 10g，川芎 6g，滑石 10g，桔梗 10g，黄芩 10g，甘草 3g。3 剂，每日 1 剂，早晚分服。

2018 年 12 月 17 日二诊：口唇红肿及疼痛减轻，额头红痘变小，颜色变浅。继续上方 3 剂。

2018 年 12 月 20 日三诊：口周及口唇红肿基本消退，晨起时上唇略有水肿，双下肢略有瘙痒，饮食可，大便正常。嘱上方去重楼、石膏、黄芩，加土茯苓 15g、薏苡仁 15g、川牛膝 10g。10 剂，药后患者除口唇干裂外，无其他不适，给予七味白术散加减调理脾胃而愈。

按语：唇者，肌肉之本也，脾之华也。故视其唇之色泽，可以知病之深浅，干而焦者，为邪在肌肉，焦而红者吉，焦而黑者凶。唇口俱赤肿者，肌肉热盛也。且脾胃互为表里，口唇为阳明胃经所经之处，因此口唇的疾病和脾胃关系密切。该患者口唇发红肿、干痒、蜕皮为阳明胃经风火凝结所致，初期治以清热泻火，祛风解毒，方用双解通圣散。双解通圣汤中麻黄、荆芥、防风、薄荷疏风解表，使外感风邪从汗而解；滑石、栀子清利湿热，配以石膏、黄芩、连翘、桔梗清热泻火解毒以清肺胃热，如此则上下分消，表里并治；火热之邪，灼血耗气，汗下并用，亦易伤正气，故用当归、白芍、川芎养血活血；白术、甘草益气和中。总方配伍严谨，是治疗唇风的效验方。后期风火热毒渐消，脾虚之本已显，给以健脾祛风以固根本，防死灰复燃。

五、偏头痛案

案例 1

马某，女，46 岁，2017 年 8 月 4 日初诊。

主诉：患者头痛间作 5 年余，加重 1 周。

现病史：患者 5 年前无明显诱因出现头痛，间断刺痛，以右侧为主。曾在市人民医院做头颅 CT、MRI 检查无明显异常，诊断为偏头痛，给予索米痛片等止痛药治疗，效不显。近 1 周因劳累、精神紧张头痛加重，为求中医治疗故来诊。现症：患者头部右侧疼痛，针刺样，间断发作，劳累或生气后加重，舌质淡，苔白，脉弦。

诊断：偏头痛。

辨证：肝郁脾虚，气滞血瘀。

治法：疏肝解郁，扶脾升阳，散瘀止痛。

处方：加味散偏汤加减。川芎25g，白芍30g，白芷6g，炒白芥子3g，柴胡10g，制香附10g，郁李仁10g，醋延胡索15g，蜈蚣2条，炒枣仁20g，全蝎5g，生甘草6g。5剂，水煎服，早晚分服。

2017年8月11日二诊：患者药后头痛较前好转，舌质略红，嘱上方将辛温之白芥子改为蔓荆子10g以加强祛风清热止痛之功。蔓荆子辛能散风，微寒清热，轻浮上行，主散头面之邪，有祛风止痛之效。

2017年8月17日三诊：患者药后头痛基本消失，苔白微腻，脉细涩。因土虚则木摇，因此后期应实脾培土，以充气血。用异功散加川芎20g、白芍15g、当归12g、炒枣仁15g、柴胡10g，10剂以善其后。并嘱咐患者注意休息，不能过于劳累，调畅情志，半年后随访头痛未再发作。

案例2

李某，女，70岁，2019年2月19日初诊。

主诉：间断右侧头痛2月余。

现病史：患者于2019年1月初无明显诱因出现头部右侧的剧烈疼痛，以右侧面颊部为甚，痛苦万分，先后就诊于临汾市第一人民医院、临汾市第三人民医院及北京等多家综合性医院，被诊断为"三叉神经痛"。给予口服"卡马西平"及针灸治疗，初期可缓解，2～3天后疼痛再次加剧，且药物加量不能控制，建议其手术治疗，患者因惧怕手术，万般无奈就诊于我科。就诊时患者右侧面颊部疼痛剧烈，呈跳痛，发作不定时，精神紧张、恐惧，不能放松，面部可见大量黄褐斑，舌质暗红，苔黄厚腻，脉弦数，大便干结。

既往史：高血压病史 10 余年。

中医诊断：头痛。

西医诊断：三叉神经痛。

辨证：湿热瘀毒，上扰清窍，脉络痹阻。

治法：清热解毒，行气活血，通络定痛。

处方：加味散偏汤加减。川芎 12g，白芍 10g，柴胡 6g，白芷 6g，郁李仁 10g，香附 10g，金银花 10g，连翘 10g，菊花 10g，全蝎 6g，延胡索 20g，大黄 6g，蜈蚣 2 条，甘草 9g。5 剂，水煎服，早晚分服。

2019 年 2 月 22 日二诊：患者服药后，疼痛间歇时间延长，大便后精神放松，疼痛程度略减。舌质暗红，苔黄腻滑，脉弦数。处方：加味散偏汤加减。川芎 12g，白芍 30g，柴胡 6g，白芷 6g，郁李仁 10g，香附 10g，金银花 10g，连翘 10g，菊花 10g，全蝎 6g，延胡索 20g，蜈蚣 2 条，黄芩 10g，白附子 3g，炒枣仁 30g，石菖蒲 10g，珍珠母 20g，甘草 9g。3 剂，水煎服，早晚分服。

2019 年 2 月 25 日三诊：患者药后，白天疼痛消失，夜间仍有抽痛，部位局限于耳后，舌脉同前。继上方，去连翘，加羚羊角 0.3g，山楂 10g，木鳖子 1 枚（去壳）。3 剂，水煎服，早晚分服。

2019 年 2 月 28 日四诊：右侧面颊抽痛时作，间隔时间明显延长，程度减轻，舌略暗红，苔薄腻微黄而燥，脉弦。处方：金银花 10g，菊花 10g，川芎 6g，赤白芍各 10g，柴胡 6g，香附 10g，郁李仁 10g，白芷 6g，水蛭 3g，全蝎 12g，蜈蚣 2g，乳没各 10g，延胡索 20g，炒枣仁 10g，山楂 10g，木鳖子

1枚（去壳），甘草9g。5剂，水煎服，早晚分服。

2019年3月6日五诊：患者服药期间未再疼痛，面浮，舌质略暗，苔薄腻、水滑，脉弦。处方：柴胡6g，赤白芍各10g，枳壳10g，桔梗10g，当归10g，生地黄10g，川芎10g，桃仁10g，红花10g，山楂10g，天麻10g，钩藤10g，延胡索10g，乳没各6g，茯苓10g，泽泻10g，川牛膝10g，木鳖子（去壳）1枚，甘草9g。5剂，水煎服，早晚分服。

2019年3月11日六诊：患者服药期间疼痛一次，已停用"卡马西平"多日，舌质略暗，苔薄腻，脉弦。继续口服上方5剂。

2019年3月29日七诊：患者服药期间偶有疼痛，但疼痛程度轻微，舌质略红，苔白腻，脉细。去木鳖子，继续上方服用10余剂。

2019年4月20日随访患者家属，诉服药后疼痛未再发作，如常人，甚是感谢。

按语："三叉神经痛"由于病因不明，发病机制不清楚，治疗有一定困难，且西药因毒副作用大，难以长期坚持治疗。若采取中医治疗，在临证中紧扣发病因素和病机演变规律，分析患者病变局部与整体之间的关系，据此进行治疗，达到调节阴阳、平衡气血的目的，则可获得良好疗效。本病多为三阳经络受邪所致，病因主要有风、火、痰、瘀、虚，其中以风、火多见，病久则多兼夹痰、瘀、虚。具体到此患者应为病程日久，头面气血凝滞，三阳经络阻滞不通所致，故初期即以清代名医陈士铎《辨证录》中的散偏汤为基础，加味更量治疗。方中川芎味辛性温，祛风止痛，且又辛香走窜，可上通于巅顶，下达于气海，行血中之气，祛瘀通络，用为君药；白芷辛散上行，祛风散寒，加强川芎疏散之意，香附直入血分，以助川芎行气活血通络，金银花、连翘、菊花清热解毒，以攻冲头面之火，郁李仁、大黄可治其大便干燥，是为臣药；柴胡可载药升浮直达头面，白芍敛阴而防辛散太过，又有缓急止痛之长，全蝎、延胡索、蜈蚣搜风通络止痛，皆为佐药；使以甘草，缓解急迫，调和诸药。方中诸药相合，疏散风火之中兼有通络祛瘀之长，疏达气血之内寓有祛痰通窍之力，且发中有收，通中有敛，相互为用，各展其长，故疗效明显，但虫类药大多有毒，能破气耗血伤阴，不宜久服，中病即止，故后期以疏肝健脾或健脾活血收工，疗效满意。

六、血痹案

杜某，男，35岁，2018年8月6日初诊。

主诉：患者双手指、双肘、双膝关节怕冷2年余，加重伴麻木1周。

现病史：患者2年前无明显诱因出现双手指、双肘、双膝关节怕冷不适，遇冷加重，曾在市人民医院风湿科就诊，未做出明确诊断。1周前怕冷加重，伴四肢麻木故来诊。现症：双手指、双肘、双膝关节怕冷、四肢麻木，大便稀溏，每日2次，舌淡，苔白，脉细。

诊断：血痹。

辨证：血虚受寒。

治法：温经散寒，养血通脉，佐以健脾止泻。

处方：加味当归四逆汤。当归10g，生白芍10g，桂枝10g，细辛3g，通草6g，制附子6g（先煎），茯苓10g，白术10g，秦艽10g，鸡内金10g，甘草9g。5剂，水煎服，早晚分服。

2018 年 8 月 13 日二诊：患者药后自觉双手指、双肘、双膝关节怕冷较前好转，四肢麻木较前减轻，大便恢复正常，舌淡，苔白，脉细。效不更方，继服上方 5 剂。

2018 年 8 月 20 日三诊：患者近期用凉水后双手指、双肘、双膝麻木怕冷又加重，舌淡，苔白，脉沉。给予上方加温经散寒的制附子至 12g，活血化瘀通络之鸡血藤 20g。5 剂，水煎服，早晚分服。

2018 年 8 月 25 日四诊：患者药后双手指怕冷明显好转，四肢麻木减轻，舌淡苔白，脉细。效不更方，继上方去秦艽加制附子至 20g，黄芪 12g，防风 6g。防风味薄为风药，能升发脾胃之阳气；黄芪味甘，微温，入肺、脾、肝肾经，补气升阳，配防风益气固表，合当归又补气又生血，使得气血生化源源不断，气血充盈则血脉通畅。患者应用加味当归四逆汤 50 余剂，双手指、双肘、双膝关节怕冷麻木消失。

按语:《伤寒论》第 351 条言："手足厥寒，脉细欲绝者，当归四逆汤主之。"此方主要用于治疗血虚，阳气不足，寒侵经脉所致者。临床中治疗雷诺氏综合征、血栓闭塞性脉管炎、小儿睾丸鞘膜积液、偏头痛等属于血虚受寒证者。该患者双手指、双肘、双膝关节怕冷、麻木，大便稀溏，每日 2 次，舌淡、苔白、脉沉细，属于血虚、脾肾阳气不足的表现，故用加味当归四逆汤治疗，以温经散寒、养血通脉、健脾止泻。患者怕冷已两年有余，沉疴痼疾非一日而得，因此须予慢慢温补，缓缓祛其寒邪，切不可操之过急使无功而返。在治疗过程中温阳散寒的制附子逐步加量便是此意。全方配伍得当，温经散寒，养血通脉，鼓舞脾胃升发阳气，滋生气血以养五脏，乃能通利全身血脉。

七、肾病综合征案

案例1

郭某，男，56岁，乡宁人，2018年6月11日初诊。

主诉：全身水肿4年余，加重伴乏力2周。

现症史：患者4年前无明显诱因出现全身水肿，遂去市人民医院诊治，诊断为"肾病综合征"，给予相关药物治疗（具体不详），病情好转，但双下肢水肿及蛋白尿持续存在。2周前劳累后双下肢水肿加重，为求中医治疗故来诊。现症：现膝关节以下水肿绷急光亮，踝关节周围明显，按之有明显的凹陷，面红目赤，两胁肋刺痛，舌体胖，边有齿痕，舌苔白腻，脉沉弦。尿常规检查：蛋白（+++）。

中医诊断：水肿。

西医诊断：肾病综合征。

辨证：脾肾亏虚兼肝郁证。

治法：健脾补肾利水，兼疏肝理气活血。

处方：益肾降毒汤加减。生黄芪30g，生地黄20g，山药15g，山萸肉10g，茯苓20g，泽泻10g，六月雪10g，益母草20g，丹参20g，芡实20g，郁金10g，川楝子10g，连翘12g，川牛膝6g，防己6g。5剂，水煎服，早晚分服。

2018年6月22日二诊：患者药后双下肢水肿较前减轻，无其他不适。继上方加穿山甲6g，10剂，煎服法同前。

2018年7月3日三诊：患者药后双下肢水肿明显减轻，乏力亦减轻，偶腰困。查尿常规：白蛋白（++）。嘱上方加桑寄生15g、杜仲15g，以加强补肾壮腰之功，后用益肾降毒汤治疗月余,尿蛋白减少至(+)。

案例2

朱某,女,59岁,临汾人,2018年6月29日初诊。

主诉:患者双下肢浮肿间作3年余,加重伴小便多沫2周。

现病史:患者3年前无明显诱因出现全身水肿,遂到当地三甲医院住院诊治,诊断为"肾病综合征",给予保肾利尿药物治疗,具体不详。后病情反复,间断发作,2周前发现双下肢水肿加重,尿中有大量泡沫,为求中医诊治,故来诊。现症:双下肢浮肿酸困,按之有凹陷,全身乏力,腰酸困,精神较差,纳可,大便秘结,舌淡,苔黄白相兼,略腻,脉细数。

既往史:腰椎间盘突出30年,高尿酸血症、高脂血症。

实验室检查:尿酸398μmol/L,甘油三酯3.48mmol/L,尿蛋白(++)。

中医诊断:水肿。

西医诊断:肾病综合征。

辨证:脾肾亏虚、浊毒瘀阻证。

治法:健脾补肾利水,解毒化浊散瘀。

处方:益肾降毒汤加减。生黄芪30g,生地黄20g,山药15g,山萸肉10g,茯苓20g,泽泻各10g,六月雪10g,土茯苓20g,丹参20g,绞股蓝10g,车前子10g(包煎),芡实20g,干蟾皮3g,川牛膝15g,制大黄6g。5剂,每日1剂,水煎服,早晚分服。

2018年7月5日二诊:患者药后双下肢水肿较前减轻,全身乏力好转,精神尚可,大便通畅,小便中泡沫减少,舌淡,苔白,脉沉细。嘱初诊方去通便降浊之制大黄和收敛固涩之山萸肉、芡实，加葶苈子 10g，桑白皮 10g，肉桂 3g 以泻肺利水、温阳化气。5 剂，煎服法同前。

2018 年 7 月 10 日三诊：患者药后双下肢水肿减轻不明显，尿中泡沫多，复查尿蛋白（++），尿酸 396μmol/L，甘油三酯 3.19mmol/L。嘱上方去车前子加牵牛子 6g，穿山甲 6g，杜仲 15g。7 剂，煎服法同前。

2018 年 7 月 18 日四诊：患者药后双下肢水肿明显减轻，小便泡沫明显渐少，精神转好，舌淡，苔白，脉较前有力。效不更方，上方加减治疗 3 月余，患者复查尿蛋白消失，水肿劳累后偶发。尿酸恢复正常。

后期给予健脾补肾化浊法巩固治疗，每月间断服药 10 余剂，坚持半年。处方：生黄芪 30g，生地黄 20g，山药 15g，山萸肉 10g，茯苓 20g，泽泻 10g，六月雪 10g，丹参 20g，防风 6g。巩固治疗后患者精神好，双下肢基本消失。多次复查尿常规、肝功、肾功、血脂、血糖均在正常范围，随防 3 年，至今无异常。

按语： 肾病综合征属于中医"水肿"的范畴。《内经》提出的"去菀陈莝，微动四极，以复其行……开鬼门，洁净府"，是治疗水肿的经典之法。《病机十九条》曰："诸湿肿满皆属于脾。"张仲景提出了"腰以上肿当发汗，腰以下肿当利小便"的具体准则。遵循"开鬼门，洁净府""去菀陈莝"这一准则，辨证施治时灵活运用宣肺利水、通利小便及通腹泻浊、活血化瘀等方法，使肺气升降正常，三焦气机通畅，邪毒排出体外。同时实时顾护脾胃，脾的运化水湿功能正常，有利于全身水液的代谢。我在治疗此病时，重在治肺、脾、肾。采用葶苈子、桑白皮泻肺利水，恢复肺的宣发肃降功能；六味地黄汤加减补肾利尿，恢复肾脏的气化功能；佐以健脾之药以健中焦。诸药合用使清气得升，浊气得降，水肿自除。在临床治疗中，患者蛋白尿较多者多加用芡实、穿山甲降尿中蛋白，并应用六月雪、蟾衣解毒利尿、消肿。现代药理研究证实芡实、穿山甲有降尿蛋白的作用。总之我认为，该病的主要病机为脾肾亏虚、浊毒瘀阻，治疗时以解毒降浊、散瘀活血为要治其标，健脾补肾为根固其本。标本兼治，则邪去正复，机体恢复正常。

八、术后腹痛案

孙某，男，17岁。2018年7月4日初诊。

主诉：阑尾炎合小肠畸形术后腹痛间作15天，加重1周。

现病史：患者15天前因反复腹痛曾在某院检查，诊断为"阑尾炎""左腹部小肠畸形"，并行"阑尾炎切除术""左腹部小肠畸形部分切除术"，手术进展顺利，但术后腹痛一直存在，未有好转的趋势。又行腹部B超、CT等检查未发现明显异常。疼痛严重时需服用止痛药物，为求中医调理故来诊。现症：患者形体偏瘦，弯腰抱腹，左腹痛间作，跳痛，拒按，纳差，二便及睡眠皆可，舌质红，苔腻微黄。

诊断：术后腹痛。

辨证：热毒内蕴，气滞血瘀痰结。

治法：清热解毒，消肿散结，活血止痛。

处方：仙方活命饮加减。银花20g，蒲公英20g，败酱草10g，紫花地丁10g，当归10g，白芍20g，茯苓10g，陈皮10g，防风6g，白芷6g，桔梗10g，浙贝母10g，天花粉10g，制乳香6g，制没药6g，穿山甲3g（冲），鸡内金15g，甘草9g。5剂，每日1剂，水煎服，早晚分服。

2018年7月8日二诊：患者药后腹痛程度明显减轻，偶隐痛，纳差。舌淡苔白，脉弱。辨证：气血亏虚，内伤久而不愈。治法：补气养血，托疮生肌。处方：内补黄芪汤加减。生黄芪30g，党参10g，茯苓10g，当归10g，生地黄10g，川芎10g，白芍10g，肉桂3g，远志20g，麦冬10g，鸡内金15g，焦三仙各15g，公英20g，陈皮10g，甘草6g。5剂，每日1剂，水煎服，早晚分服。

2018年7月13日三诊：患者药后腹痛发作次数明显减少减轻，纳香，日常活动不受限制，效不更方，继服上方10剂，以兹巩固。患者疼痛发作时服用仙方活命饮加减清热解毒、理气活血止痛，缓解期服用内补黄芪汤加减固护正气。如此调理3个月余，患者腹痛消失。半年后回访，腹痛未再作。

按语：患者青年男性，形体消瘦，术后腹痛半月余，病史明确，急性期邪气盛，表现为疼痛以跳痛、拒按、舌质红、苔腻微黄为主。辨证：热毒内蕴、气滞血瘀痰结。应先祛邪气，给予仙方活命饮加减以清热解毒、消肿散结、活血止痛。缓解期则邪气已去大半，正气衰已显。应扶正祛邪，给予内补黄芪汤加减补气养血、托疮生肌佐清热解毒。用此序惯疗法，交替进行，辨证施药，病情易于恢复。

九、小儿哮喘案

朱某，女，5岁，2019年7月6日初诊。

家长代诉：患者咳嗽、咳喘反复发作2年余，加重5天。

现病史：患者2年前感冒后出现咳嗽、咳喘，受寒后加重，夜间亦加重，呼吸音粗，并反复发生咽痛、感冒。在本地三甲医院诊断为"支气管哮喘"，住院及门诊治疗多次。平素在家用布地奈德及特布他林雾化剂雾化治疗，日 1～3 次。5
天前受寒后，喘息加重，故来诊。现症：患者形体偏瘦，咳
嗽，喉中有痰鸣音，舌质红，苔白腻。

诊断：哮喘。

辨证：痰热蕴肺证。

治法：清肺定喘，化痰止咳。

处方：泻白散加减。桑白皮 6g，地骨皮 6g，山药 6g，牛
蒡子 5g，杏仁 3g，炒苏子 3g，炒莱菔子 3g，瓜蒌 6g，半夏
3g，橘红 3g，桔梗 3g，鸡内金 9g，焦建曲 6g，甘草 3g。5 剂，
颗粒冲剂，每日 1 剂，开水冲服，早晚分服。

2019 年 7 月 13 日二诊：患者药后第四天咳嗽、喘息明显
减轻。雾化减成每日 1 次。昨晚受寒后发热，体温为 37.5℃，
咽痛，咳喘，流黄涕。舌质红，苔白腻，脉浮数。辨证：寒包
热证。治法：祛风散寒、宣肺清热、化痰止咳定喘。处方：炙
麻黄 1g，杏仁 3g，生石膏 6g，枇杷叶 6g，金银花 6g，连翘
5g，桔梗 3g，甘草 3g。颗粒剂，3 剂，每日 1 剂，水冲服，早
晚分服。

2019 年 7 月 17 日三诊：患者药后烧退、咳喘消失，雾化
减为一周 2 次，近几日天气变化后未见明显不适。喉中仍有痰
鸣音，舌淡，苔白。嘱二诊方加瓜蒌 6g，橘红 10g，鸡内金
6g，白前 3g。3 剂，每日 1 剂，颗粒剂，水冲服，早晚分服。

2019 年 7 月 21 日四诊：患者药后未见咳喘，雾化已经停
用。纳差，舌淡、苔白，脉沉细。给予参赭镇气汤健脾补肾、
降气化痰、止咳平喘。处方：党参 6g，代赭石 10g，生龙牡各
6g，白芍 6g，芡实 3g，山萸肉 3g，炒苏子 5g，瓜蒌 6g，冬瓜
仁 6g，桔梗 3g，黑芝麻 6g，鸡内金 6g，甘草 3g。颗粒剂，5

剂，每日 1 剂，水冲服，早晚分服。

在发作期用麻杏石甘汤、泻白散宣肺清热、化痰止咳为基础治疗，缓解期则用参赭镇气汤健脾补肾、降气化痰、止咳平喘治疗。按此方案间断治疗 2 个月后，患儿咳喘消失，感冒减少，食欲增进，体重增加，未再作雾化治疗。

按语：患儿，女，5 岁，形体偏瘦，纳差，先后天都不足，脾肾两亏，且平素不注重调养，长期激素雾化治疗、反复感受外邪，痰邪伏肺，肺失宣降，发为咳喘。治疗时当急则治其标，缓则治其本。急性期以宣肺清热，化痰止咳为基础，缓解期则健脾补肾、降气化痰、止咳平喘，培土生金，子强则母壮。

十、慢性咽炎案

李某，女，63 岁，2018 年 12 月 12 日初诊。

主诉：自觉咽部有异物感 10 余年，加重 1 周。

现病史：患者 10 余年前无明显诱因出现咽部异物感，口服咽炎颗粒、雾化等治疗方法效差。近 1 周来，症状加重，且咳黄白相兼痰，为求诊治，故来我科。舌质暗红，苔薄白，脉滑。

诊断：梅核气。

辨证：痰瘀热互结证。

处方：会厌逐瘀汤合半夏厚朴汤加减。桃仁 10g，桔梗 10g，白芍 10g，红花 5g，生地黄 10g，枳壳 6g，当归 10g，柴胡 6g，玄参 10g，半夏 9g，茯苓 10g，厚朴 6g，苏梗 10g，鱼腥草 12g，甘草 6g。颗粒剂，5 剂，每日 1 剂，开水冲服，早晚分服。

2018 年 12 月 20 日二诊：患者喉中异物感消失，为求巩固治疗，再次就诊，舌质红，苔厚腻，脉滑。追问病史，来诊疗前2天，曾食用大量肥甘厚腻之品。处方：继上方加瓜蒌10g、苍术10g、陈皮6g。7剂，日1剂，水冲服，早晚分服。1月后随访患者，无明显不适。

按语：提到梅核气，多数医者首先想到其病机为痰气互结，多用半夏厚朴汤治之，但久病必瘀，且梅核气属于七情致病，肝气久郁，肝藏血，主疏泄，气行则血行，气滞则血瘀，瘀阻咽喉，久聚不散，故可见咽喉部异物感，瘀久化热，热毒犯肺，故而吐黄白痰，治疗应在理气解郁的同时给予活血化瘀，佐以清热解毒之品，而会厌逐瘀汤合半夏厚朴汤加减正合此原则，故此病人可获满意效果。

十一、肉芽肿性乳腺炎案

李某，女，31岁，2019年7月29日初诊。

主诉：患者双侧乳房肿痛半月余，加重3天。

现病史：患者半月前因小儿多次撞击乳房后出现双侧乳房肿痛，右侧较甚，2天后右侧乳房肿胀疼痛加重，可挤出黄色分泌物。先后到市人民医院、市中心医院、山大二院及西京医院等诊治，并行穿刺，诊断为"肉芽肿性乳腺炎"，给予阿莫西林胶囊2片、每日3次，甲硝唑片2片、每日3次，内消瘰疬片4片、每日3次，并建议其择期行手术治疗或者激素治疗。患者口服上述药物1周未见好转，且病情有加重的趋势，未采纳手术或者激素治疗的意见。3天前病情加重，经人介绍，来我院中医治疗。现症：双侧乳房肿胀，疼痛，右侧乳房红肿较甚如台球大，质硬如石，边界不清，推之不移，有黄色脓性分泌物，患者精神尚可，善太息，情绪易波动，舌质暗，苔黄腻，脉弦。

查体：双侧乳房肿胀，右侧乳房 6～8 点可见不规则肿块，质硬如石，并可挤出脓性分泌物。

辅助检查：2019 年 7 月 21 日于临汾市中心医院查乳腺彩超，显示双侧乳腺多发乳导管稍增宽，右侧 6～8 点方向腺导管不规则增宽，B1-RADS4 分类。

中医诊断：乳瘤。

西医诊断：肉芽肿性乳腺炎。

辨证：热毒蕴结证。

治法：清热解毒，软坚散结排脓，佐以疏肝理气。

处方：半枝莲 20g，白花蛇蛇草 20g，山慈菇 10g，重楼 6g，玄参 10g，浙贝母 10g，生牡蛎 20g（先煎），夏枯草 10g，桔梗 6g，穿山甲 6g（冲），莪术 6g，皂角刺 15g，柴胡 10g，瓜蒌 15g，半夏 10g，枳壳 10g，甘草 6g。5 剂，每日 1 剂，水煎服，早晚分服。

2019 年 8 月 5 日二诊：患者药后双侧乳房肿胀明显减轻，右侧肿块减小，如鸡蛋大，质较前软，左侧乳房刺痛，乏力，大便量较前增多，舌暗，苔黄腻减轻，脉弦。嘱效不更方，继前方加川楝子 10g、延胡索 10g，5 剂，以理气活血止痛。

2019 年 8 月 11 日三诊：患者药后左侧乳房憋胀消失，刺痛偶发，时间及频率皆缩短，右侧乳房肿胀减轻，肿块变小，如核桃大，质软，饮食及二便皆常，舌暗，舌苔黄白相兼，脉沉细。嘱上方去穿山甲、半枝莲，10 剂。

2019 年 8 月 22 日四诊：患者药后双侧乳房肿痛消失，右侧未触及肿块，乏力，仍易怒，舌质由暗变淡，苔白腻，脉弦。辨证为肝郁脾虚证。治法：疏肝健脾，佐以软坚散结消肿。处方：逍萎贝散加青陈皮各10g，郁金10g，丝瓜络10g，山慈菇10g，鸡内金15g。10剂，以兹巩固，后每月间断服用逍遥散加减以疏肝健脾，预防乳腺炎复发，一年后随访，未再发作。

按语：肉芽肿性乳腺炎是以乳腺组织肉芽肿形成为主要病理表现的乳腺慢性炎症，主要侵犯乳腺小叶，故也常称为肉芽肿性小叶性乳腺炎。该病在临床并不多见，此病常见于年轻女性，疾病病程漫长，治疗不当病情容易反复，对患者的身心均易造成较大伤害。肉芽肿性乳腺炎的西医处理存有争议，现如今治疗方法主要有两种：一种为传统单纯手术切除方法，约占50%，复发率高达20%～30%；另一种为类固醇激素治疗，也易复发。患者对于上述治疗方案都有恐惧，因此求助于中医中药治疗。我认为此病的主要病位在肝，主要病机为热毒蕴结，治疗以清热解毒、软坚散结、疏肝理气贯穿始终。因多用清热解毒类苦寒药，久服易伤脾胃，所以用药时须健脾和胃，使气血生化源源不断，正气充足，土实则木牢，扶正则积消。

十二、腰椎骨折术后全身关节疼痛案

张某，女，70岁，2019年9月9日初诊。

主诉：腰椎骨折骨水泥治疗术后全身关节疼痛1月余。

现病史：患者1月前上楼时用力不当出现腰痛，不能直立，遂到当地骨科医院诊治。诊断为腰椎4～5骨折，给予"骨水泥治疗术"，手术顺利，恢复良好，并给予阿仑磷酸钠片、阿法骨化三醇胶囊、鲑鱼降钙素喷鼻剂、钙片等药物治疗。1周后出院，可以自行行走，但出现全身关节游走性疼痛、肿胀，此起彼伏，夜间加重，刺痛，严重影响患者的休息及日常生活。经骨科医院复诊，查风湿系列及影像学检查未见明显异常，怀疑与口服阿仑磷酸钠片有关，但停服 10 天后仍未见好转，并有加重之势。为求中医诊治，故来我院就诊。现症：全身关节游走性疼痛、肿胀，此起彼伏，间加重，刺痛，可痛醒，严重影响患者的休息及日常生活，二便常，眠差，舌质瘀暗，舌苔白腻，脉涩。

中医诊断：痹证。

西医诊断：①腰椎骨折术后；②疼痛原因待查。

辨证：瘀血阻滞证。

治法：活血祛瘀，通经止痛。

处方：秦艽 10g，牛膝 10g，羌活 6g，川芎 10g，当归 10g，香附 10g，地龙 10g，桃仁 10g，制没药 6g，五灵脂 10g，红花 6g，柴胡 10g，青风藤 10g，醋延胡索 20g，全蝎 5g（冲），防风 6g，甘草 9g，木鳖子 1 个（去壳）。7 剂，每日 1 剂，水煎服，早晚分服。

2019 年 9 月 17 日二诊：患者药后疼痛较前减轻，游走性疼痛、刺痛较前减轻，肿胀减轻，但仍有恐惧心理，偶发夜间疼痛加重，舌质红，苔黄腻。辨证：风湿热瘀互结证。治法：清热解毒，利湿活血，搜风止痛。处方：当归拈痛汤加减。当归 30g，羌独活各 6g，防风 6g，升麻 6g，猪苓 10g，泽泻 10g，茵陈 30g，黄芩 15g，葛根 15g，党参 10g，炒白术 15g，苍术 10g，苦参 9g，知母 10g，陈皮 10g，全蝎 4g（冲），焦麦芽 15g，甘草 6g。7 剂，用法同上。

2019 年 9 月 25 日三诊：患者药后疼痛明显减轻，未再发剧烈疼痛，夜间可以安眠，恐惧心理减轻。舌苔黄腻，脉滑。继续给予当归拈痛汤加减治疗 10 余剂，舌苔变白，脉弦，无湿热之象后，辨证给予独活寄生汤补肝肾、养血祛风通络止痛以固其本。

按语： 患者老年女性，年老体衰，肝肾亏虚，加之活动时用力不当，致使腰椎骨折，骨折后行骨水泥手术，术后外邪入侵，调养不当，瘀血留滞经络，不通则痛，故早期给予身痛逐瘀汤加味活血通经，搜风止痛。在服药的过程中，患者心急气躁，饮食不节，致肝郁脾虚，久则郁积化热，湿热中阻，湿热瘀血互结，辨证给予当归拈痛汤，清热利湿、活血通经、搜风止痛。待湿邪去、热消、瘀少后，患者疼痛明显减轻，当治其本，补肝肾、强筋骨、祛风除湿固本以防邪来犯。

十三、HPV 感染病

案例 1

王某，女，49 岁，2019 年 6 月 23 日初诊。

主诉：患者妇科体检发现 HPV 感染 3 月余。

现病史：患者 3 月前在某体检中心体检发现 HPV 阳性，并给予干扰素泡腾片外用治疗，腹部不适，有黄白带，全身乏力，为求中医诊治，故来诊。现症：精神欠佳，全身乏力，易怒，腹部不适，阴部时有胀痛，黄带有异味，面部两颧、两颊部可见深褐色斑，融合成片，边缘较明显，呈蝴蝶状，舌淡，苔白腻，脉弦。

既往史：黄褐斑 16 余年；轻度贫血病史 2 年；白细胞计数偏低 1 年余；左侧乳腺增生及结节；甲状腺左叶实性结节。

中医诊断：带下病；黧黑斑。

西医诊断：HPV 感染；黄褐斑。

辨证：肝郁脾虚，湿热下注。

治法：疏肝健脾，清热解毒利湿。

处方：柴胡 10g，香附 10g，白芍 10g，当归 10g，白术 10g，土茯苓 20g，薏苡仁 30g，连翘 10g，半枝莲 20g，白花蛇舌草 20g，桔梗 6g，黄芪 20g，桃仁 10g，红花 8g，甘草 9g。5 剂，每日 1 剂，水煎服，早晚分服。

2019 年 6 月 30 日二诊：患者药后精神尚可，全身乏力稍减轻，面部褐色斑片仍显，阴部胀痛减轻，带下异味减轻，腰酸困，舌淡，苔白腻，脉沉细数。辨证：肾虚血瘀，兼夹湿热。治法：滋肾疏肝散瘀。处方：生地黄 20g，山药 15g，枸杞子 10g，黄精 10g，当归 10g，白芍 10g，川芎 10g，土茯苓 20g，薏苡仁 30g，白花蛇舌草 20g，郁金 12g，陈皮 10g，鸡内金 15g，甘草 9g。7 剂。

2019 年 7 月 8 日三诊：患者药后精神转好，腰酸及阴部胀痛消失，偶腹部不适，有黄白相兼带下，仍有面部褐色斑片，色变淡，仍乏力，纳差，舌淡，苔黄白相兼，脉涩。效不更方，继服上方加白僵蚕 9g、桔梗 10g。7 剂。

2019 年 7 月 16 日四诊：患者药后腹部不适消失，未见带下。面部斑片变淡缩小，散在分布，面部润泽，精神转好。仍乏力，舌淡，苔白略黄，脉弱。辨证：脾虚兼湿热证。治法：补气健脾，清热利湿。处方：黄芪 30g，山药 20g，党参 10g，当归 10g，生地黄 10g，土茯苓 15g，薏苡仁 20g，连翘 10g，黄精 10g，郁金 10g，桔梗 10g，僵蚕 6g。7 剂。

后用上药加减间断调理 2 个月余，HPV 转阴，贫血得到纠正，白细胞计数恢复到正常范围，面部斑片明显缩小变淡，皮肤变白润泽。

按语：该患者病程较长，病史较多，病机复杂，其总的病机为正气亏虚,湿热下注,久聚郁而化热,久病入络,湿热郁瘀互阻。病性为本虚标实证。其总治则为扶正祛邪。治疗时首先疏肝、清热解毒利湿为主,佐以扶正;而后健脾益肾扶正为主,佐以清热利湿祛余毒,同时养血散瘀贯穿始终。其主方为土茯苓、薏苡仁、连翘、黄芪、党参、白术、生地黄、当归、山药、柴胡、香附、郁金、黄精、白僵蚕等。我认为 HPV 感染是由于脾肾亏虚,湿热毒邪瘀结于肝经所致。黄褐斑是由于水亏不能制火,血虚不能华肉,以致火燥瘀结成黑斑,色枯不泽。因此,治疗时先清热解毒利湿、疏肝活血化瘀为主,扶正为辅,邪去大半后,乃以扶脾益肾为主,疏肝解毒为辅,以达到实土牢木、滋水涵木、扶正祛邪之目的。

案例 2

房某,女,44 岁,2019 年 7 月 8 日初诊。

主诉:患者妇科体检发现 HPV 感染 8 月余。

现病史:患者 8 月前在某体检中心体检发现 HPV、TCT 阳性,在市二院做宫颈鳞状上皮细胞病术后,并给予干扰素凝胶外用治疗。为求中医诊治,故来诊。现症:宫颈口有抽麻感,少腹下坠感,带下多,色黄有异味,形体较胖,纳差,平素易怒,舌质红舌边有瘀斑如黄豆大,苔黄厚腻,脉弦。

既往史:双侧乳房结节,甲状腺结节。

中医诊断:带下病。

西医诊断:HPV 感染;宫颈鳞状上皮细胞病环切术后。

辨证:湿热毒瘀,肝郁脾虚。

治法:清热解毒利湿,疏肝健脾。

处方:土茯苓 20g,薏苡仁 30g,连翘 10g,白花蛇舌草 20g,柴胡 10g,白芍 10g,当归 10g,白术 10g,桔梗 6g,防风6g，陈皮10g，甘草10g。5剂，每日1剂，水煎服，早晚分服。

2019年7月14日二诊：患者药后带下颜色由黄变白，量较前少，仍少腹胀满不适，宫颈口抽麻感，舌质红，边有瘀斑，苔黄厚，脉弦。嘱上方加乌药6g、乌贼骨20g、茜草10g，白芍加至30g。5剂，每日1剂，煎服法同上。

2019年7月19日三诊：患者药后带下明显减少，异味消失。宫颈口抽麻感减轻，偶腹胀，舌苔由黄厚腻变白腻，脉弦。嘱上方去白花蛇舌草加鸡内金15g，炒莱菔子10g，厚朴10g。7剂，日1剂，煎服法同上。

2019年7月26日四诊：患者乳房胀痛间作，白带消失，食欲转好，舌边瘀斑颜色变淡，面积变小，如绿豆大，舌苔白，脉弦。给予柴胡疏肝散加土茯苓15g，薏苡仁20g，连翘10g，山药20g。以疏肝健脾、清热解毒。7剂，日1剂，煎服法同上。

随后以疏肝健脾活血、清热解毒利湿之法，用逍遥散加土茯苓、薏苡仁、山药加减治疗3个月，HPV转阴，TCT转阴，舌边瘀点消失。

按语：该患者青年女性，妇科HPV感染，并行宫颈环切术。其病因为患者形体较胖，且久坐，缺乏锻炼，体质较差，正气不足，感染邪毒，湿热下注，久而郁积成湿热毒瘀证。且患者既往有乳腺增生及乳腺结节，由长期肝气不舒所致。其舌边瘀斑，舌边属肝，瘀斑证明体内有瘀，因此治疗时应先清热解毒利湿兼疏肝健脾，后以疏肝健脾为主兼解毒利湿散瘀。

我在平素的临床工作中治疗妇科疾病时，经常用土茯苓20g、薏苡仁20g、连翘10g、甘草9g治疗各种原因引起的妇女带下病属于湿热下注者，如现代医学的阴道炎、子宫颈炎、盆腔炎、妇科肿瘤、HPV 等疾病表现为赤白带多，瘙痒，有异味，腹痛等可以此方加减，效佳。

十四、重度直肠脱垂案

加某，女，49 岁，2019 年 7 月 1 日初诊。

主诉：患者肛门处有肿物脱出 30 余年，伴间断便血 1 周。

现病史：患者 30 年前无明显诱因出现肛门处有肿物间断脱出，未重视，未治疗。20 年前加重，肿物脱出后不能自行复位，必须手纳才可复位，遂在当地医院做"直肠脱垂术"，症状缓解，1 年后又复发，大便干或者用力咳嗽时直肠又脱垂，并有肛门重坠酸胀不适及大便不尽感。患者自行购买美辛唑酮红古豆醇酯拴纳肛维持治疗，1 周前肛门肿物脱垂较前加重，肛门不适感增强并便血，经人介绍，来我院就诊。现症：肛门肿痛，有肿物，不能自行回纳，酸胀不适，大便干，便后带鲜红色血，口干口臭，腹胀痛，精神较差，乏力，痛苦貌，小便短赤，舌质暗红有瘀点，苔黄腻，脉弦。体格检查：肛门直肠脱垂Ⅲ度。

中医诊断：脱肛病。

西医诊断：直肠脱垂。

辨证：热瘀互结，中气下陷。

治法：清热解毒，活血祛风，升提中气。

处方：槐角丸合膈下逐瘀汤加减。白花蛇蛇草 20g，槐花 10g，生地榆 10g，侧柏叶 10g，桃仁 10g，牡丹皮 20g，赤芍 10g，乌药 6g，延胡索 15g，当归 10g，五灵脂 10g，川芎 10g，红花 10g，香附 10g，枳壳 10g，柴胡 6g，升麻 6g，防风 6g，甘草6g。5剂，每日1剂，水煎服，早晚分服。

2019年7月6日二诊：患者药后精神转好，腹胀痛消失，大便通畅，便血及肛门处酸胀、腹胀减轻，口臭口干消失，仍脱肛、乏力。舌质暗红，有瘀点，舌苔由黄变白，脉涩。嘱上方去白花蛇舌草，加生黄芪20g、党参10g。7剂，用法同前。

2019年7月12日三诊：患者药后精神转佳，便血消失，肛门处酸胀不适明显减轻，用力过度则脱肛、乏力，手指麻木，舌淡苔白，瘀点变浅，脉涩。辨证：中气不足，热毒蕴遏胃肠。治法：补中益气，升阳举陷，佐以清肠祛风。处方：补中益气汤合槐角丸加减。黄芪30g，党参10g，白术10g，当归10g，陈皮10g，升麻6g，柴胡6g，地榆15g，侧柏叶20g，桃仁10g，桔梗6g，玄参10g，枳壳10g，甘草9g。7剂，用法同前。

2019年7月20日四诊：患者药后精神佳，肛门处肿物较前变小，脱出次数较前减少，偶可自行回纳，大便恢复正常，乏力及手指麻木减轻。舌淡，有瘀点，脉弦。效不更方，继服用上方加减治疗3个月余，患者脱肛基本消失，未见明显不适。

按语：患者脱肛时间较长，未引起重视，且有手术史，术后未护理好而病情复发。久病多虚多瘀，瘀久化火，火毒蕴结而致此病反复不愈。因此我认为此病治疗时应分三步治疗。第一步，祛邪逐瘀佐以扶正，具体为清热解毒、活血祛风为主，补中益气为辅；第二步，祛邪扶正并举，清热解毒、补中益气以缓急扶正；第三步，扶正佐以祛邪，补中益气为主佐以清热解毒、凉血祛风。切不可只见脱肛就直用补中益气，以免闭门留寇。

十五、银屑病案

案例1

田某，男，20岁，2019年3月20日初诊。

主诉：全身散在红色斑丘疹、鳞屑，伴瘙痒1年余。

现病史：患者于2018年1月份左右在阴冷潮湿的环境居住后出现全身皮肤散在红色斑丘疹，上覆多层银白色鳞屑，伴瘙痒，刮除鳞屑后可见"薄膜现象"及点状出血。遂就诊于临汾市第一人民医院，被诊断为"银屑病"，给予口服"消银颗粒、丹青胶囊、盐酸依巴斯汀胶囊"及外用"糠酸莫米松乳膏、复方氯倍他索软膏"等药物治疗，病情时轻时重，迁延不愈，为求进一步诊治，故入我科。就诊时患者全身皮肤可见散在的、大小不等的鲜红色斑丘疹，上覆多层银白色鳞屑，伴剧烈瘙痒，部分皮损搔抓后疼痛，舌质红，苔腻略黄，脉滑数。肝功能：ALT 77.3U/L，AST 41.4U/L。

中医诊断：白疕。

西医诊断：银屑病。

辨证：血热瘀毒内蕴。

治法：清热解毒，凉血消斑，佐以健脾利湿止痒。

处方：犀角地黄汤加减。水牛角10g，生地黄15g，丹皮10g，赤芍10g，紫草10g，川芎6g，当归15g，白茅根20g，莪术10g，土茯苓30g，薏苡仁30g，乌梢蛇10g，白鲜皮15g，延胡索10g，甘草9g。7剂，每日1剂，水煎400mL，早晚分2次温服。

嘱停用外用药物，必要时外用紫草油，清淡饮食，忌食辛辣之品。

二诊：患者瘙痒及皮损处疼痛略减轻，皮损颜色仍鲜红，舌脉同前。继上方去白茅根、延胡索，加重楼 9g，虎杖 15g，乳没各 6g。7 剂，水煎 400mL，分早晚 2 次温服。

三诊：患者皮损颜色变淡，鳞屑略减少，但部分皮损干燥，易皲裂，伴瘙痒，舌质略红，苔白微腻，脉细涩。辨证：血虚受风。治法：养血解毒，祛风止痒。处方：当归 10g，生地黄 15g，川芎 10g，白芍 10g，紫草 10g，土茯苓 30g，薏苡仁 30g，白鲜皮 15g，乌梢蛇 10g，地肤子 10g，莪术 10g，虎杖 15g，丹皮 10g，鸡血藤 15g，丹参 20g，石斛 10g，甘草 9g。7 剂。外用紫草油，封包治疗。

四诊：患者皮损颜色变淡，鳞屑明显减少，皲裂症状明显改善，躯干部部分皮损开始消退，舌质略红，苔白微腻，脉滑。继上方加白花蛇舌草 15g 以清除余热及毒邪。5 剂，水煎 400mL，每日 1 剂，分早晚 2 次温服。

五诊：患者躯干部皮损已全部消退，部分留有色素沉着，四肢皮损面积较前变小，主要集中于前臂内侧、双肘及膝关节部，伴少量鳞屑，偶有瘙痒，复查肝肾功能未见明显异常，舌质红，苔白腻，脉滑。综合分析病情，患者皮损面积逐渐减少，颜色变淡，且出现皮损干燥、脱屑等症，主要由病程日久，热毒耗伤阴血，风盛血燥，致使体内阴亏血燥，肌肤失于濡养所致，为血虚风燥兼有湿浊，故给予养血活血，滋阴润燥，佐以健脾利湿止痒。具体方药如下：当归 10g，生地黄 15g，川芎 10g，白芍 10g，丹皮 10g，紫草 10g，白鲜皮 15g，乌蛇 10g，莪术 10g，石斛 10g，土茯苓 30g，薏苡仁 30g，虎杖 15g，白茅根 15g，甘草 9g。15 剂，用法用量同上。

于 2019 年 5 月 30 日见患者时，皮损已经消退百分之九十，达到临床治愈标准，期间感冒 1 次，未见病情反复。

按语： 白疕是一种易复发的慢性炎症性皮肤病，相当于西医的银屑病，本病的特点是在红斑上有多层银白色鳞屑，刮去鳞屑可见露水珠性出血点，病程长，反复发作，不易根治。好发于青壮年，男性多于女性。此病初期多因体内有蕴热，外感风寒、风热之邪，阻于肌肤，蕴结化热；或过食辛辣、腥发之品，火热内生，火热之邪相搏，内入营血，外发肌肤而致皮肤生红斑、鳞屑；病程日久，热毒耗伤阴血，或热盛生风，风盛血燥，致使体内阴亏血燥，肌肤失于濡养，则皮损干燥、脱屑；此外，若脾失健运，湿浊内生，湿性黏着难去，热毒与湿浊相合，致使病情迁延难愈。具体到此患者，初期就诊时皮损颜色鲜红，上覆多层银白色鳞屑，伴剧烈瘙痒，此时，血热瘀毒尤为明显，故给予清热解毒、凉血消斑治疗；后期皮损面积逐渐减少，颜色变淡，且出现皮损干燥、脱屑等症，为血虚风燥兼有湿浊，故以养血活血、滋阴润燥为主要治疗原则；此外，在整个治疗过程中，都应用土茯苓、薏苡仁以健脾解毒利湿，提高治疗效果，疗效满意。

案例 2

张某，女，42 岁，尧都区人。2019 年 5 月 24 日初诊。

主诉：全身散在暗红色皮疹伴瘙痒 1 年余，加重半月。

既往史：患者 1 年前在非洲工作时出现全身散在瘙痒，发红色斑丘疹，未引起重视，后逐渐加重，伴四肢关节疼痛，半月前加重，回国就诊。先后就诊于多家医院，诊断为"银屑病"，并建议其住院治疗，患者了解到西医治疗的优缺点后，拒绝西医治疗，故来我院。现症：全身散在红色斑丘疹，上覆白色鳞屑，去之有点状出血点，四肢肘膝关节皮损较大，伴关节疼痛。患者精神差，面色暗淡，有黧黑斑，形体黑瘦，脾气暴躁，纳差，便秘，舌质红，苔白，脉细。

中医诊断：白疕。

西医诊断：银屑病。

辨证：血热毒瘀兼脾虚。

治法：先清热解毒、凉血散瘀，后健脾养血、祛风止痒。

处方：虎杖 10g，土茯苓 20g，薏苡仁 30g，重楼 10g，紫草 12g，生地黄 20g，川芎 6g，丹皮 12g，当归 10g，蝉蜕 6g，白鲜皮 10g，延胡索 15g，甘草 9g。5 剂，每日 1 剂，水煎服，早晚分服。

2019 年 5 月 29 日二诊：患者药后全身红色斑丘疹较前减少，关节疼痛减轻，大便通畅，精神较前好转。今日行经第一天，月经量少，有血块，腹部怕冷。舌淡，苔白，脉涩。给予桃红四物汤加乌药 10g，通草 6g。3 剂，以活血通经。

2019 年 6 月 5 日三诊：患者此次月经持续 3 天结束，量多，无不适。面部黧黑斑明显变淡，面部有光泽，全身斑丘疹较前减少，瘙痒减轻。仍纳差，舌质红，苔白。嘱给予首诊方加山药 20g、砂仁 10g 以健脾护胃。瘙痒无法控制时外涂紫草油以止痒。

按此方治疗 2 个月余，患者全身皮损大部分已经消失，仅剩双膝、肘关节部位有少量斑丘疹，鳞屑明显减少，未再出现严重瘙痒，精神转佳，面部黧黑斑消失大半。后期患者纳差、乏力，舌苔白，脉弱。给予健脾养血，佐以凉血活血、祛风止痒之法治疗。处方：八珍汤去川芎，加土茯苓 20g，薏苡仁 20g，鸡内金 15g，紫草 15g，鸡血藤 20g，白鲜皮 10g，蝉蜕 6g，防风 6g。按此法治疗 1 个月余，患者纳香，面色红润，仅有少许黑斑，皮疹未再发，且无明显的瘙痒。

按语：银屑病俗称牛皮癣，中医称之为白疕。是一种慢性炎症性皮肤病，病程较长，有易复发倾向，有的病例几乎终生不愈。该病发病以青壮年为主，对患者的身体健康和精神状况影响较大。临床表现以红斑、鳞屑为主，全身均可发病，以头皮、四肢伸侧较为常见，多在冬季加重。其发病可能与遗传、感染、免疫、内分泌失调等有关。该患者病程较短，治疗及时，未服用西药，且按时服用中药，注意生活起居，因此病情康复较快。该病的治疗过程分三步。第一步，患者血热毒瘀比较明显，给予清热解毒，凉血活血为主的治疗；第二步，因患者月经量少，且有血块，辨证为血瘀证，因此在经期，以"通"为原则，活血化瘀以调经；第三步，患者形体消瘦，营养不足，且用凉血解毒之药可能致脾虚，故邪去大半之后，应给予健脾补气养血之法以固本，防病复发。此病多数患者具有瘙痒的症状，我建议自己制做紫草油涂擦，效果不错。具体做法为：紫草适量，放入香油中泡一晚，再炸至色黑即可。紫草油具有凉血解毒，止痒之功效，内外兼治，病情易于康复。

十六、过敏性鼻炎案

段某，男，25岁，2019年9月5日初诊。

主诉：鼻塞、流清涕、打喷嚏间作2年余，加重10天。

现病史：患者2年前从外地回到临汾后出现鼻干、鼻塞、流清鼻涕、打喷嚏，眼角瘙痒，季节交替及晨起时病情加重，严重时流鼻血，先后在多家医院诊断治疗，诊断为"过敏性鼻炎"，给予口服氯雷他定片、孟鲁司特钠片联合抗过敏治疗，效果较差，且病情有加重之势。现症：鼻塞干痒、流清涕、打喷嚏，严重时流鼻血，白睛发红，眼角瘙痒，晨起加重，口干，舌质红，苔黄，脉滑。

中医诊断：鼻鼽。

西医诊断：过敏性鼻炎。

辨证：脾经郁热，血燥受风。

治法：养血清热，祛风通窍。

处方：消风散加减。当归10g，苦参9g，生地黄20g，知母10g，生石膏20g，川芎10g，蝉蜕6g，荆芥6g，防风6g，牛蒡子10g，通草6g，白鲜皮15g，白蒺藜10g，桔梗10g，鹅不食草10g，槐花10g。5剂，每日1剂，水煎服，早晚分服。

2019年9月10日二诊：患者药后鼻塞、流清涕、打喷嚏明显好转，眼红、眼角瘙痒及流鼻血消失，口干减轻。舌质红，苔黄，脉滑。效不更方，嘱继服上方7剂。

2019年9月20日三诊：患者药后打喷嚏次数明显减少，伴咽干、鼻干，舌红，舌苔白微腻，脉细数。辨证为肺阴虚受风证。治法：养阴润肺，祛风通窍。处方：百合20g，生地黄20g，荆芥6g，防风6g，川芎10g，白芍10g，当归10g，蝉蜕10g，牛蒡子10g，僵蚕9g，薄荷10g，桔梗10g，陈皮10g，乌梢蛇6g，甘草9g。5剂，每日1剂，水煎服，早晚分服。

2019年9月25日四诊：患者鼻塞、流清涕、打喷嚏偶发，未诉明显不适。肺五行属金，开窍于鼻，脾五行属土，土生金，因此在缓解期治疗应培土以固肺。治疗原则为健脾祛风。处方以六君子汤加减治疗半个月余，病情稳定，鼻塞流涕未再犯。

按语：过敏性鼻炎属于中医"鼻鼽"的范畴。临床以鼻塞、流鼻涕、鼻痒、喷嚏为主症，气温变化，着凉时容易发作。我认为本病的发生主要是以血虚为本，外风、伏风相合束于肺窍而作。急性期治疗以消风通窍为基本法则。《医宗必读》提出"治风先治血，血行风自灭"的治疗原则。风为百病之长，常兼他邪侵袭人体，易导致络脉痹阻，气血不畅。且风为阳邪，风盛则干，干则伤津，津血同源，津血虚则外风易侵袭，虚风内生，内外合邪而病重。平素血虚之人，营卫虚弱，外风易侵，使病情反复或者加重，血虚则血滞，气血不畅，则风邪更易于侵扰。阴血亏虚，筋脉失养亦可致虚风内动。该患者久病，伤津耗血，内有伏风，又复感外风，遂致病情反复发作，治疗时宜养血清热、祛风通窍，处方选用加味消风散。缓解期给予健脾养血祛风，培土生金之法以固其根本，方用当归饮子、六君子类加减。

十七、功能性震颤案

患者，女，60岁，2018年1月20日初诊。

主诉：四肢颤抖伴头颤4年余，加重1周。

现病史：患者4年前生气后出现全身颤动，未引起重视，后进行性加重，四肢抖动明显，遂到北京各大医院诊治，排除高血压、帕金森病等器质性病变，未服用任何药物。1周前患者四肢抖动明显加重，尤其是双手抖动不能持物，故来诊。现症：患者四肢抖动，头颤动，因双上肢颤抖需要轻压才可以切脉，饮食及二便尚可。舌质暗，舌下紫暗有瘀斑，苔白腻，脉弦细涩。

既往史：腔隙性脑梗。

中医诊断：颤证。

西医诊断：功能性震颤。

辨证：气郁化火，热极动风。

治法：疏肝清热，搜风通络。

处方：柴胡疏肝散加减。柴胡 10g，白芍 20g，枳壳 10g，川芎 10g，陈皮 10g，生地黄 10g，夏枯草 10g，钩藤 10g（后下），全蝎 2g（冲），蜈蚣 2g（冲），僵蚕 10g，天麻 10g，防风 6g，合欢花 15g，甘草 6g。5 剂，每日 1 剂，水煎服，早晚分服。

2018 年 1 月 25 日二诊：患者仍四肢抖动，头颤动，头闷沉，饮食及二便尚可。舌质暗，舌下紫暗有瘀斑，苔厚腻，脉弦细涩。嘱上方加茯苓 15g，泽泻 10g，丹参 20g，葛根 15g 以健脾利湿活血通络。5 剂，煎服法同上。

2018 年 2 月 1 日三诊：患者药后四肢抖动较前明显减轻，头颤、头闷缓解，双手颤抖可以自控，生气后加重，舌下瘀斑减轻，脉涩。辨证：气滞血瘀，肝肾阴虚，风阳上扰。治法：疏肝理气，养血活血，滋阴息风。处方：柴胡 10g，枳壳 10g，赤芍 10g，白芍 15g，桔梗 10g，桃红各 8g，当归 10g，生地黄 20g，川芎 6g，天麻 10g，钩藤 10g（后下），鳖甲 20g（先煎），龟甲 15g（先煎），生牡蛎 20g（先煎），五味子 6g，甘草 6g。5 剂，煎服法同上。

2018 年 2 月 27 日六诊：患者药后四肢抖动变为轻微的颤动，头颤减轻，头闷消失，生气后可诱发抖动，腰酸腰困、乏力、舌下瘀斑减轻，脉细涩。辨证：肝肾亏虚，不能濡养四肢。治法：滋阴潜阳，育阴息风、活血通络。处方：大定风珠汤加减。生地黄 20g，麦冬 10g，阿胶 10g，麻子仁 15g，龟板 20g（先煎），鳖甲 20g（先煎），牡蛎 20g（先煎），天麻 10g，丹参 20g，五味子 6g，甘草 6g。10 剂，煎服法同上。

半年后随访，未再发明显的四肢、头部抖动，偶发震颤。

　　按语：颤证相当于西医的功能性震颤，是指无器质性病变的颤动，为一种细小、快速、无规律的颤动，振幅大小不等，多见于手指。通常无肌强直、姿势异常、步态异常等表现，无肌张力改变，往往与精神因素有关。因此其治疗不具特异性，中医认为"诸风掉眩，皆属于肝"，"掉"含有震颤之意。而肝肾同源，因此其病位在肝、肾。

　　该患者老年女性，本质为肝肾阴虚，生气后气郁化火动风，风火属阳，阳盛伤阴，致肝肾阴虚更甚，水不涵木，木摇化风，内外风互患为邪，侵袭机体而发生抖动及震颤。治病当求根本，其本在肝肾阴虚、肝阳上扰，标为气郁动风、引动内风。治疗时宜疏肝、柔肝、养肝（补肾），搜风祛风为要。治疗以柴胡疏肝理气治其标，血府逐瘀汤疏肝柔肝、大定风珠汤滋阴养肝（肾）息风固其根本。

十八、膀胱炎伴尿潴留案

　　秦某，女，83 岁，2019 年 9 月 30 日初诊。

　　主诉：排尿困难 20 余天。

　　现病史：患者 20 余天前因便秘自行口服大剂量的"果导片"后出现腹泻、全身乏力及排尿困难，遂就诊于临汾市第一人民医院，被诊断为膀胱炎、低钾血症，给予插尿管行导尿术（并留置导尿管）、口服枸橼酸钾颗粒及输注抗生素抗感染药物（具体药物名称及剂量不详）住院治疗 14 天，病情好转后出院（出院时查血钾 3.5mmol/L），出院后，尝试拔尿管两次，仍不能自行排尿，为求进一步诊治，故入我科。现症：患者全身乏力，需搀扶行走，双眼睑无力，结膜充血，排尿需借助导尿管，大便 2 ～ 3 日一行，纳可，舌质淡暗，苔白微腻，脉细。

既往史：高血压病史 20 余年，平素血压控制平稳。

中医诊断：癃闭。

西医诊断：膀胱炎伴尿潴留。

辨证：脾肾双亏，湿热蕴结。

治法：益气健脾，滋阴清热，化气利水。

处方：滋肾通关散合春泽汤加减。黄柏 10g，知母 10g，肉桂 3g，猪苓 10g，茯苓 10g，泽泻 10g，白术 10g，西洋参 3g，车前子 10g，通草 6g，柴胡 6g，桔梗 10g，水蛭 3g，王不留行 10g，甘草 6g。8 剂，水煎 400mL，早晚分 2 次温服。

2019 年 10 月 11 日二诊：患者全身乏力症状明显好转，可自行行走，但出现尿频、尿急症状，无明显尿痛。10 月 7 日（临汾市第一人民医院）复查尿常规：白细胞（+++）、潜血（+）、白蛋白（+）。10 月 6 日拔除尿管后可自行排尿，纳可，舌质红，苔黄白相间，微腻，脉细数。综合分析病情后，考虑尿频、尿急为留置尿管时间较长引起的尿路感染所致，故以清热利湿、通利小便为治疗原则继续治疗。处方：金银花 10g，公英 10g，连翘 10g，瞿麦 10g，萹蓄 10g，车前子 10g，滑石 10g，通草 10g，灯芯草 10g，山药 15g，焦建曲 10g，六月雪 10g，当归 10g，土茯苓 10g，牵牛子 2g，甘草 6g。5 剂，水煎 400mL，早晚分 2 次温服。

2019 年 10 月 17 日三诊：患者尿频、尿急症状较前明显减轻，无明显尿痛，偶有小腹坠胀及尿有余沥。10 月 16 日（临汾市第一人民医院）复查尿常规：白细胞（+）、潜血（-）、白蛋白（-）。纳可，舌质淡红，苔薄白，脉细。继以补中益气汤合五苓散加减治疗。

按语：此患者因通利过度致脾虚，而使清气不能上升，浊阴难以下降，小便因而不利所致；年老体虚，加之住院治疗输注抗生素，虽然感染得到控制，但损伤肾阳，命门火衰，气不化水，是以"无阳则阴无以化"，而致尿不出；气化失司，水液代谢失常又引起湿热、痰瘀等病理产物的产生，湿热久恋下焦，导致肾阴灼伤。故给予具有清热滋阴，振奋肾阳气，化气行水之功的滋肾通关散合春泽汤加减治疗。其中黄柏苦寒，入肾、膀胱经，善清下焦之热，且能使热去而津存；知母苦寒而质润、多脂，寒可清热，以增强黄柏清泄下焦邪热之功，且可滋阴养液，使津液得补，阴足阳化，气化出矣；肉桂辛热，可通阳化气，使膀胱气化得行而小便自通，西洋参补气养阴，以复调水之效，白术、茯苓健脾利水，助西洋参补气行水；猪苓、泽泻、车前子、通草利水通淋，王不留行、水蛭活血散结以清除痰瘀之病理产物，柴胡、桔梗升清气而降浊阴。诸药配合，共奏益气健脾，升清降浊，滋阴清热，化气利水之功。二诊时考虑尿频、尿急为留置尿管时间较长引起的尿路感染所致，故以清热利湿，通利小便为治疗原则。三诊时考虑到患者病程日久，损及正气而致气虚，中气虚则下陷，故以升提阳气的补中益气汤合化气利水的五苓散加减善后。纵观整个发病经过，由于投药应证，切合病机，所以能够很快改善症状，拔出尿管可自行排尿后，家属十分感谢。

十九、水痘案

张某，男，7岁，2019年10月24日初诊。

主诉：全身皮肤散在红色斑丘疹、水疱，伴发热1天。

现病史：患儿3天前无明显诱因出现发热、流涕及咽痛，最高体温为39℃。家长自行给予口服"感冒药物"（具体药物名称及剂量不详）治疗，效果欠佳。于昨日夜间患儿头面部、躯干及四肢出现散在、大小不等的红色斑丘疹，逐渐发展为疱疹，伴剧烈瘙痒。为求进一步诊治，故入我科。目前患儿头面部、躯干、四肢可见散在的红色斑丘疹、水疱，伴剧烈瘙痒，部分已抓破，咽痛明显，纳差，眠差，舌质红，苔黄厚腻，脉浮数。

诊断：水痘。

辨证：热毒犯卫。

治法：疏风清热，解表透疹，佐以健脾除湿。

处方：板连花汤加减。金银花10g，连翘10g，板蓝根15g，桔梗10g，牛蒡子10g，地丁10g，青黛1g，葛根10g，升麻6g，生石膏60g，防风10g，荆芥10g，白鲜皮10g，鸡内金10g，焦建曲10g，生姜6g，大枣6g，甘草6g。颗粒剂2剂，水冲400mL，分2日温服。

2019年10月29日二诊：患儿服药两天后，体温趋于正常，目前大部分水疱开始结痂，瘙痒明显减轻，咽部略充血，伴轻微咳嗽，纳可，眠佳，舌质红，苔黄白相兼，微腻，脉滑。处方：金银花10g，连翘10g，板蓝根15g，紫花地丁10g，牛蒡子10g，桔梗10g，芦根10g，升麻6g，葛根10g，焦三仙各10g，陈皮10g，茯苓10g，山药10g，鸡内金10g，白鲜皮10g，甘草6g。颗粒剂2剂，水冲400mL，分2日温服。

2019年11月2日三诊：患儿精神好，水疱已全部结痂，部分已脱落，偶有瘙痒，口干喜饮，纳可，眠佳，舌质红，苔薄白微腻，脉细。处方：金银花10g，连翘10g，板蓝根15g，竹叶10g，石膏15g，党参10g，麦冬10g，半夏10g，陈皮10g，葛根10g，牛蒡子10g，白鲜皮10g，炒莱菔子10g，桑白皮 10g，大枣 10g，甘草 6g。颗粒剂 3 剂，水冲 400mL，分 2 日温服。

2019 年 11 月 10 日打电话回访，患儿病情痊愈，已经上学，并改变了以往便秘的症状，十分感谢。

按语： 水痘系由于感受温热时行邪毒，经口鼻侵入人体，蕴结于肺脾而发病。此患儿是由于时行邪毒从口鼻而入，侵犯肺卫，卫表不和，宣肃失司，从而出现发热、流涕、咽痛等肺卫表证。肺主皮毛，脾主肌肉，正气抗邪外出，时邪夹湿透于肌肤而成，此时正盛邪轻，故以疏风清热，解表透疹，佐以健脾除湿，二诊时，患儿热毒之邪缓解，在给予清热解毒的同时健脾扶正。三诊时，患儿热毒之邪已十去七八，出现余热未清、气津两伤之证候，故给予清热生津、益气健脾。疗效之速，出人意料。

二十、高血压及肾结石案

刘某，男，38 岁，2019 年 9 月 28 日初诊。

主诉：头晕间作伴腰痛 1 月余。

现病史：患者 1 月前无明显诱因出现头晕间断发作，自测血压 150/114mmHg，未引起重视。后头晕加重，遂到当地医院体检，诊断为高血压病 2 级、左肾结石、高同型半胱氨酸血证、高尿酸血证。患者未服用任何药物，为求中医诊治，故来诊。现症：患者形体略胖，头晕、腰部憋痛、刺痛，面红，舌苔黄腻，脉弦。血压 150/110mmHg，同型半胱氨酸 35μmol/L，尿酸 563μmol/L，左肾结石 1.0cm。

中医诊断：眩晕；石淋。

西医诊断：高血压病 2 级；高尿酸血症；左肾结石。

辨证：湿热蕴结，浊瘀互阻。

治法：先分消湿热、化瘀消石，后滋补肝肾、健脾降浊。

处方：三仁汤加减。杏仁 10g，白蔻仁 10g，薏苡仁 30g，厚朴 15g，半夏 10g，通草 6g，滑石 15g，竹叶 10g，车前子 15g，绞股蓝 10g，罗布麻 10g，丹参 20g，溪黄草 15g，金钱草 15g，海金沙 6g，鸡内金 15g，葛根 15g，山楂 10g，蒲公英 20g，甘草 6g。5 剂，每日 1 剂，水煎，早晚分服。

2019 年 10 月 3 日二诊：患者药后头晕减轻，小便量较前增多，未出现明显的腰痛，大便黏滞不畅，舌苔黄燥，脉弦。血压 136/96mmHg，效不更方，嘱上方加生大黄 6g 以泻浊气。10 剂，每日 1 剂，煎服法同上。大便通畅后去掉大黄。

2019 年 10 月 14 日三诊：患者头晕明显减轻，血压 136/94mmHg，大便仍黏，舌淡红，舌体胖边有齿痕，舌苔微腻，脉略弦。给予三仁汤加土茯苓 20g，泽泻各 10g，丹参 20g，金钱草 15g，海金沙 6g，鸡内金 15g，瞿麦 10g，车前子 10g（包煎），决明子 10g，浙贝母 10g，穿山甲 6g，绞股蓝 10g。10 剂，每日 1 剂，煎服法同上。

2019 年 10 月 24 日四诊：今日复查 B 超示：左肾结石 0.2cm，大部肾结石已经移行于输尿管下端，并进行了体外冲击波碎石治疗，未见明显的不适，舌质红，苔白，微腻，脉弦。血压 134/90mmHg。处方：溪黄草 15g，金钱草 15g，海金沙 6g，杏仁 10g，白蔻仁 10g，薏苡仁 30g，厚朴 15g，砂仁 6g，半夏 10g，通草 6g，滑石 15g，竹叶 10g，绞股蓝 10g，公英 20g，甘草 6g。7 剂，每日 1 剂，用法同上。

2019 年 10 月 22 日四诊：血压 136/86mmHg。腰酸困不适。化验尿常规未见明显异常，尿酸恢复到正常范围，同型半胱氨酸为 28μmol/L，舌质红，舌苔由黄腻变白，脉弦细。给予滋补肝肾、健脾降浊之法，以防止湿热来复。处方：生地黄 20g，白芍 10g，菟丝子 15g，山药 15g，菊花 10g，珍珠母 20g，钩藤 12g，金钱草 12g，鸡内金 20g，丹参 20g。15 剂，每日 1 剂，用法同上。

按语：患者，青年男性，形体略胖，平素饮食不节，缺乏运动，脾胃运化水湿的功能失常，久之蕴久化热生瘀伤阴，湿热互结炼液成石，阴虚阳亢，肝风内动则发头晕，因此治疗时应先分消湿热、化瘀消石，后滋水涵木、平肝息风佐以健脾以固其本。方先用三仁汤合五金汤加减分消湿热。三仁汤具有宣上、畅中、利下之功效，是分消湿热之良方。溪黄草、金钱草、海金沙、鸡内金皆是治疗结石的要药。溪黄草味苦，性寒，归肝胆大肠经，清热利湿、凉血散瘀；金钱草甘酸凉，入肝胆膀胱经，清热利水、通淋排石；海金沙甘淡寒，入小肠膀胱经，清热利水通淋；鸡内金入脾胃小肠膀胱经，健脾胃、消食滞、化结石。诸药合用，湿热渐消，瘀阻徐去。湿热中阻，清气不升，浊阴不降，清窍失养，可发生眩晕，湿热久稽伤阴，阴虚阳亢风动亦可出现眩晕，因此治疗时应滋补肝肾、健脾降浊以固其根本。

二十一、舌下腺囊肿案

高某，女，32 岁，2019 年 10 月 31 日初诊。

主诉：舌头卷曲不灵活，伴舌下蚕豆大小肿物 11 天。

现病史：患者 11 天前无明显诱因出现舌头卷曲不灵活，舌下有蚕豆大小肿物，遂去西安某三甲医院诊治，诊断为"舌下腺囊肿"，医院建议其手术治疗，患者暂时拒绝手术，先给予放血治疗 2 次，舌头活动度较前灵活，但舌下肿物仍在，为求中医治疗故来诊。现症：患者形体偏瘦，面色萎黄，舌头活动度不太灵活，舌下蚕豆大小肿物，呈蓝色，囊壁薄，质地柔软，咳吐黄痰，舌质红，苔白腻略黄，脉沉细。

中医诊断：痰包。

西医诊断：舌下腺囊肿。

辨证：脾虚痰热瘀阻证。

治法：化痰清热，散瘀通络。

处方：半夏 10g，陈皮 10g，茯苓 10g，薄荷 3g（后下），黄连 5g，黄芩 10g，三棱 6g，莪术 10g，穿山甲 6g，夏枯草 10g，玄参 10g，浙贝母 8g，牡蛎 20g，甘草 9g。5 剂，每日 1 剂，水煎服，早晚分服。

2019 年 11 月 4 日二诊：患者药后舌下囊肿较前缩小至黄豆大，吐黄痰，难咳，舌苔白微腻，脉沉涩。嘱上方加鱼腥草 10g，杏仁 10g，鸡内金 10g。7 剂。

2019 年 11 月 12 日三诊：患者药后面色转红润，舌头活动度明显好转，舌下囊肿未见明显变化，咽痒，吐黄黏痰，舌淡红，苔黄白相兼，脉较前有力。给予健脾清肺，化痰通络。处方：半夏 10g，陈皮 10g，茯苓 10g，黄芩 10g，黄连 5g，薄荷 6g，甘草 6g，鱼腥草 10g，薏苡仁 20g，桃仁 10g，芦根 15g，冬瓜仁 10g，细辛 3g，升麻 6g，桔梗 6g。7 剂。

2019 年 11 月 20 日四诊：患者舌头活动自如，无特殊不适，咳嗽咳痰明显减轻，舌下囊肿缩小至绿豆大，颜色变浅，舌淡，苔薄白，脉细但较前有力。嘱加味二陈汤加党参 10g，白术 10g，桔梗 6g，蒲公英 15g，升麻 6g，建曲 10g。10 剂，以兹巩固。1 月后随访，舌头活动度良好，舌下囊肿消失，身体良好，且已怀孕。

按语：心开窍于舌，足太阴之脉连舌本散舌下，可见舌下之病主要在心、脾。痰包之名首见于《外科正宗》，指发生于舌下的痰包，其云："痰包，乃痰饮乘火流行，凝注舌下，结如匏肿，绵软不硬，有碍言语，作痛不安。用利剪刀，当包剪破，流出黄痰，若鸡子清，稠黏难断。捺尽，以冰硼散吹之。"可见痰包是因痰湿流聚于口舌与火毒凝结所致。本病多见于西医学所指舌下腺囊肿。该患者舌头卷曲不灵活，伴舌下蚕豆大小肿物，并拒绝手术治疗，故来我院中医调理。患者形体偏瘦，面色萎黄，舌头活动度不太灵活，舌下蚕豆大小肿物，呈蓝色，囊壁薄，质地柔软，咳吐黄痰，舌质红，苔白腻略黄，脉沉细。辨证为脾虚痰热瘀阻证，给予加味二陈汤加减治疗1个月余而愈。其治疗以健脾贯穿始终，初期佐以清肺化痰、散瘀通络，后期痰去健脾固本收功。

二十二、咳嗽变异性哮喘案

段某，男，20岁，2020年2月28日初诊。

主诉：咳嗽反复发作4年余，加重10天。

现病史：患者4年前感冒后出现咳嗽，并自行间断口服止咳药，但咳嗽仍间断发作，近10天咳嗽加重，遂到当地某医院诊治，诊断为"咳嗽变异性哮喘"，给予对症治疗，效不显著。为求中医治疗来我处就诊。现症：患者形体消瘦，咳嗽，咳吐白黏痰，下午加重，咽痒，纳可，舌淡，苔白，脉滑。

中医诊断：咳嗽。

西医诊断：咳嗽变异性哮喘。

辨证：脾虚风痰犯肺。

治法：健脾化痰，祛风止咳。

处方：止嗽散加减。紫菀 10g，白前 10g，百部 10g，桔梗 8g，橘红 12g，荆芥 6g，牛蒡子 10g，山药 15g，冬花 10g，杏仁 10g，茯苓 12g，鸡内金 15g，焦神曲 10g，甘草 6g。5 剂，每日 1 剂，水煎服，早晚分服。

2020 年 3 月 4 日二诊：患者咳嗽明显减轻，吐痰减少，舌淡，苔白，脉滑。止嗽散加山药 15g，党参 10g，白术 10g，茯苓 12g，浙贝母 8g，僵蚕 8g。7 剂。

2020 年 3 月 12 日三诊：患者药后咳嗽消失，吐白痰，舌淡苔白，脉滑，效不更方，嘱继续 7 剂以兹巩固。1 个月后随访未再发咳嗽。

按语：患者形体消瘦，咳嗽反复发作 4 年余，咳吐白黏痰，下午加重，咽痒，纳可，舌淡，苔白，脉滑。其先天脾虚，运化功能失常，痰浊内伏，外感风邪，引动痰而致咳。治疗应健脾化痰，祛风止咳。方用程钟龄《医学心悟》中的止嗽散加减。本方是程钟龄所创的一张经验方，对于多种咳嗽都有良效。方中桔梗苦辛微温，能宣通肺气、泻火散寒，治痰壅喘促，鼻塞咽痛。荆芥辛苦而温，芳香而散，散风湿、清头目、利咽喉，善治伤风头痛咳嗽；紫菀辛温润肺，苦温下气，补虚调中、消痰止渴，治寒热结气，咳逆上气；百部甘苦微温，能润肺，治肺热咳呛；白前苦，微温，长于降气化痰止嗽，治肺气盛实之咳嗽。陈皮调中快膈，导滞消痰；甘草炒用气温，补三焦元气而散表寒。所以程氏说："本方温润和平，不寒不热，既无攻击过当之虞，大有启门驱贼之势，是以客邪易散，肺气安宁，宜其投之有效欤！"我在临床工作中用此方加减治疗反复发作性咳嗽每每收效。

二十三、脉痹案

唐某，女，68 岁，2019 年 9 月 24 日初诊。

主诉：头晕乏力间作 6 年余，加重 1 周。

现病史：患者 6 年前无明显诱因出现头晕、乏力，自行测量血压、血糖均控制在正常范围之内，后在当地某三甲医院诊断为"冠心病"，并行"支架手术"，术后仍觉头晕，乏力，为求助于中医诊疗来我处就诊。现症：头晕，乏力，面色萎黄无华，纳差，失眠，多梦，记忆力减退，舌淡暗，舌尖有瘀点，苔白微腻，右脉沉细，左手脉几乎触及不到。

既往史：风心病 43 年，高血压病 20 年，糖尿病 8 年，冠心病支架术后 6 年，胆囊炎反复发作 6 年。双侧颈动脉斑块。

中医诊断：脉痹。

西医诊断：风心病；高血压病；糖尿病；冠心病支架术后。

辨证：气血亏虚，痰瘀痹阻经脉。

治法：补气养血，活血化痰，通脉开痹。

处方：黄芪 30g，丹参 20g，山楂 10g，水蛭 3g，川芎 10g，生地黄 15g，白芍 10g，当归 10g，石菖蒲 10g，远志 10g，陈皮 10g，栀子 10g，淡豆豉 10g，枳壳 10g，苍术 10g，香附 10g，焦建曲 10g，鸡内金 15g，甘草 6g。5 剂，每日 1 剂，水煎服，早晚分服。

2019 年 9 月 29 日二诊：患者药后头晕、乏力明显好转，睡眠改善，面色较前好转，血压血糖控制理想，腿软，舌淡苔白腻，舌质暗，舌尖有瘀点，右脉沉细，左脉伏。继上方去栀子、淡豆豉，加川牛膝 15g。7 剂。

2019 年 10 月 8 日三诊：患者睡眠明显好转，饮食转佳。现症：饭后头晕头闷，下午腿乏，舌略淡红，瘀点明显变淡，舌苔白腻，右脉沉细，左脉仍伏。继续益气养血，散瘀化痰。处方：黄芪 30g，丹参 20g，山楂 10g，葛根 15g，水蛭 2g，天麻 8g，半夏 10g，茯苓 10g，白术 10g，陈皮 10g，牛膝 15g，川芎 10g，僵蚕 10g，泽泻 10g，代赭石 20g，鸡内金 15g。7 剂。

2019 年 10 月 16 日四诊：患者头晕减轻，乏力明显好转，纳可，舌淡苔白，右脉弦细，左脉可触及。效不更方，继给予上方间断调理 2 个月余，头晕乏力消失，精神转佳，左侧脉伏转为沉细。

按语：脉痹是以寸口或者趺阳脉伏，血压不对称，患肢疲乏、麻木或者疼痛，下肢可见间歇性跛行等为主要表现的肢体痹病类疾病。该患者左手脉不可触及，属于中医的脉痹范畴。其发病的主要原因是患者有多种慢性虚损性疾病，日久气血亏虚，脉道不得充盈，且久病多痰瘀，亦影响气血的流通，多种因素相互作用致脉管不畅而成痹。其治疗当益气养血，活血化痰，通络开痹。因其病史较长，因此治疗时不可急功，欲速则不达，缓行间断调理 2 个月余，血管充盈，气血流畅则脉自现。

二十四、气胸后并发白细胞降低案

蔡某，男，16 岁，2020 年 3 月 16 日初诊。

主诉：刺激性干咳伴乏力 1 月余。

现病史：1 个月前患者无明显诱因出现刺激性干咳、乏力，在当地某三级医院诊断为"气胸"，并住院治疗后好转，出院时化验血常规：白细胞 1.6×10^9/L，中性粒细胞 0.3×10^9/L，中性粒细胞百分比 16.6%。为求中医治疗故来诊。现症：患者形体消瘦，面色㿠白，全身乏力，刺激性干咳，无痰，手心易出汗，吃油腻食物易恶心。舌淡，苔白，脉弱。

既往史：2 年前有"自发性气胸"病史。

中医诊断：咳嗽。

西医诊断：气胸。

辨证：脾肺气虚。

治法：培土生金，滋水敛肺。

处方：异功散加味。党参 10g，白术 10g，茯苓 10g，陈皮 10g，灵芝 10g，黄芪 20g，防风 6g，当归 10g，黄精 10g，枸杞子 10g，百合 30g，鸡内金 10g，焦三仙各 10g，桔梗 6g，五味子 10g，甘草 6g。7 剂，每日 1 剂，水煎服，早晚分服。

2020 年 3 月 23 日二诊：患者药后食欲增强，精神转佳，乏力减轻，咳嗽明显减少，舌尖红，苔白，脉弱。效不更方，嘱上方加连翘 10g，7 剂。以消食泻火。

2020 年 4 月 1 日三诊：因疫情患者在学校上学，不允许外出，其母代诉服药后无其他特殊不适，咳嗽消失，继续给予上方加桑葚 15g，灵芝加量至 12g 以补五脏之精气。7 剂。

2020 年 4 月 8 日四诊：患者近期无明显诱因出现腹泻，每日 4～5 次，粪质稀溏，无腹痛等其他症状，舌苔白。辨证为脾虚湿盛证，给予参苓白术散加麦冬 10g，以培土制水生金。7 剂。

2020 年 4 月 15 日五诊：患者来诊，体重较前增加了 5kg 左右，未再作乏力，咳嗽消失，腹泻已愈，复查血常规，各项指标已经恢复正常。嘱继服 10 剂参苓白术散加百合 20g，浮小麦 10g，大枣 10g 以实土固金，防病邪来复。

按语：该患者先后两次出现自发性气胸，自发性气胸多见于体型瘦长的健康男性，其诱因多为剧烈运动、咳嗽、提重物或者上臂高举、举重运动，用力较大时和锐气伤等。当剧烈咳嗽或者用力解大便时，肺泡内压力升高，致使原有病损或缺陷的肺组织破裂而引起。中医认为肺主气，司呼吸，五行属金；脾主运化，为后天之本，是气血生化之源，五行属土；肾藏精，主骨生髓，肾主纳气，为先天之本，五行属水。从五行生克规律来看，土生金，金生水，土为金之母，金为水之母，金水相生。母虚则子弱，子弱则盗母气，治疗时宜培土生金，金水相生。该患者少年男性，发育较快，形体消瘦，且乏力，刺激性干咳，舌淡苔白，脉弱，是肺脾气虚兼肾气不足的表现。治疗时当培土生金，滋肾敛肺。经过 1 个月余，患者体重较前增了 5kg 左右，乏力咳嗽消失，腹泻也愈，体质增强，白细胞数也恢复正常。